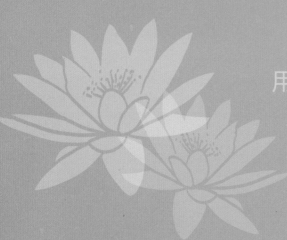

用文化做品牌　用心改变世界

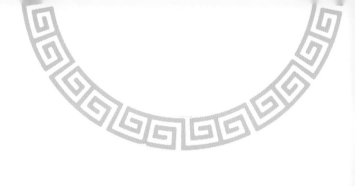

①刘品秀与如众法师交流禅武医文化

②刘品秀和师父玄鹤子

③刘品秀向施今墨大弟子关淑文教授请教针灸术

④刘品秀跟随佛门泰斗上本下焕老和尚学习佛家养生

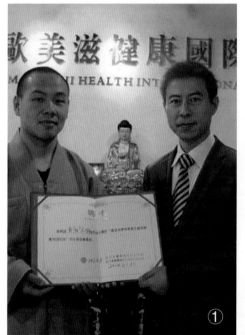

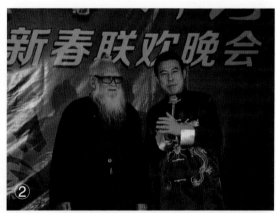

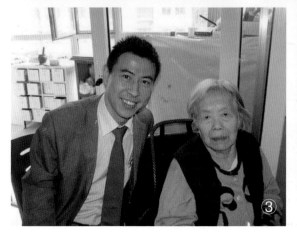

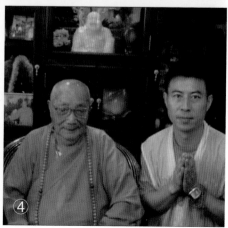

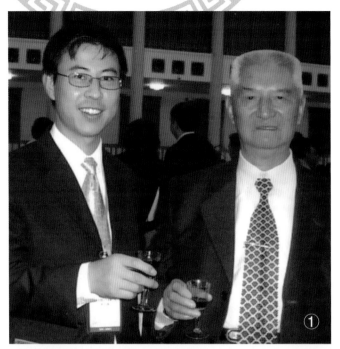

①刘品秀与中国侨联原主席庄炎林
　在人民大会堂共进晚宴

②刘品秀与世界卫生组织干事在人
　民大会堂北宴会厅共进晚宴

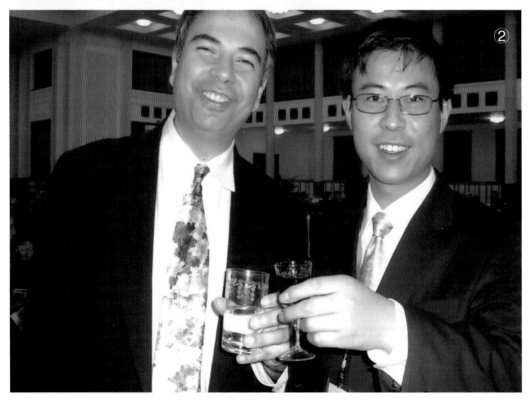

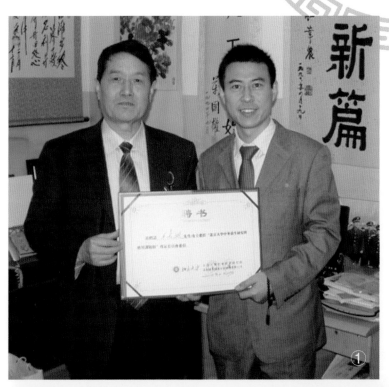

①刘品秀与平衡针
灸创始人王文远教
授学习交流

②刘品秀与反射疗
法创始人杭雄文

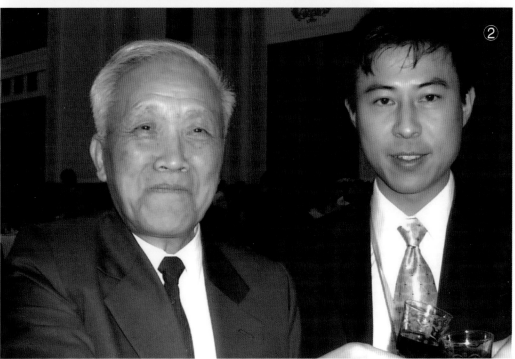

①足部按摩师职业分类大典发起人杨茗茗与刘品秀交流足部按摩保健法

② 1998 年刘品秀在世界反射疗法大会上与美国反射疗法协会秘书长克里斯廷·伊塞尔共同学习交流

③刘品秀和师傅玄鹤子治疗"僵冻人"李康宇

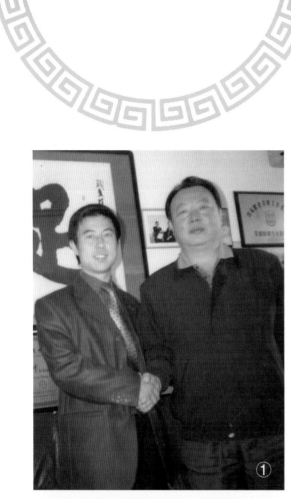

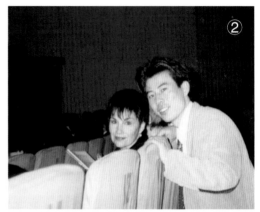

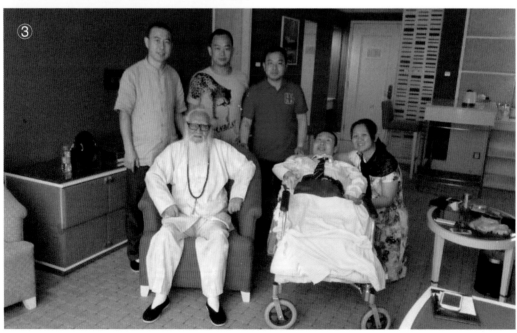

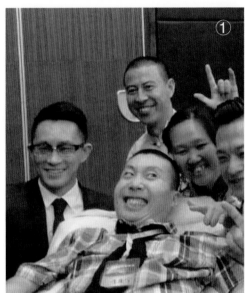

①刘品秀和超越极限核心人物及"僵冻人"李康宇

②刘品秀与苦行人一起探讨人间佛法

③刘品秀与中宣部原副部长王伟华

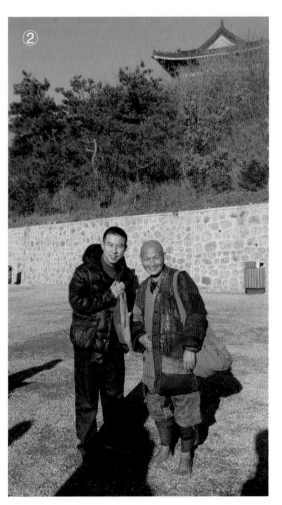

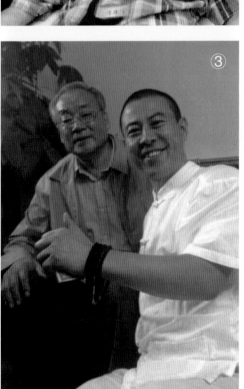

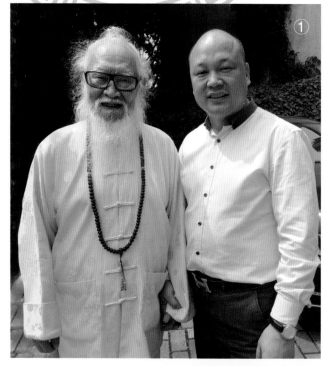

①周大森与玄鹤子长老

②周大森与中国首善陈光标

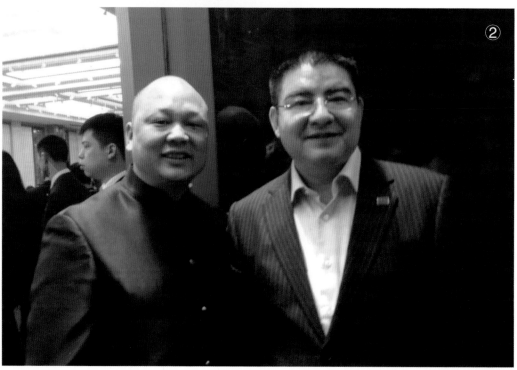

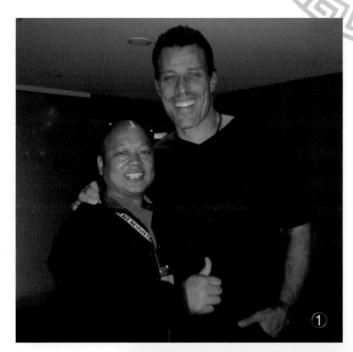

①周大森与世界培训大师安东
　尼·罗宾

②周大森与领导力大师约翰·麦
　克斯韦尔

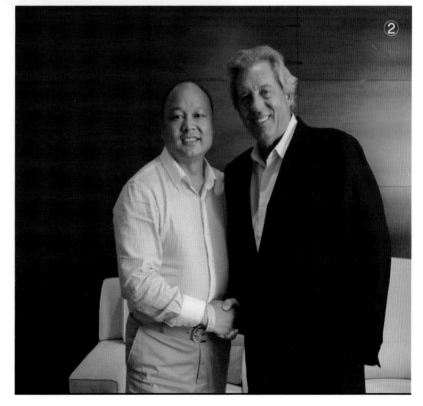

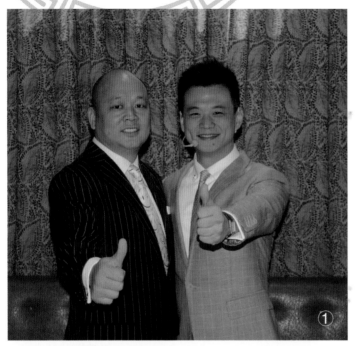

①周大森与恩师亚洲潜能激发
  大师许伯恺
②周大森与亚洲首席演说家梁
  凯恩
③周大森获亚洲演讲赛第二名

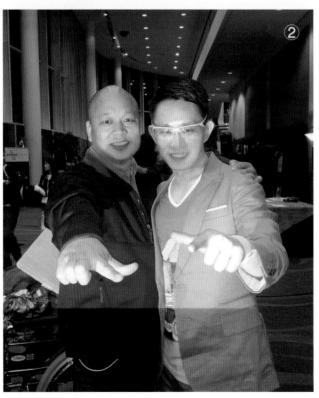

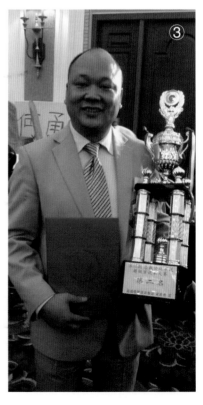

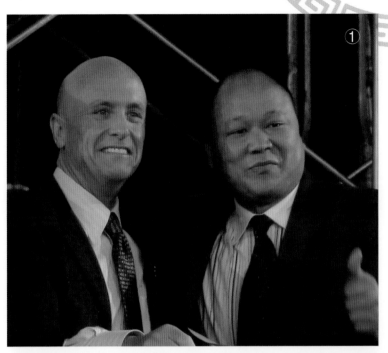

①周大森与《不抱怨的世
　界》作者威尔·鲍温
②周大森与《心灵鸡汤》
　作者马克·汉森夫妇

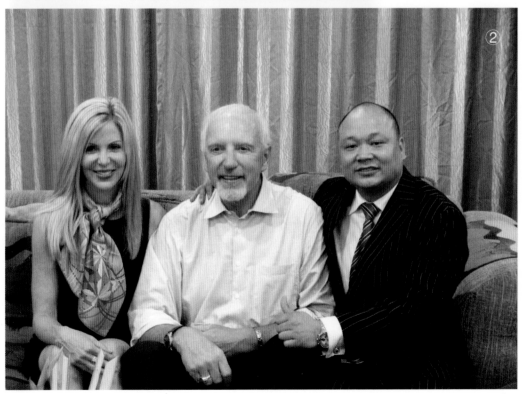

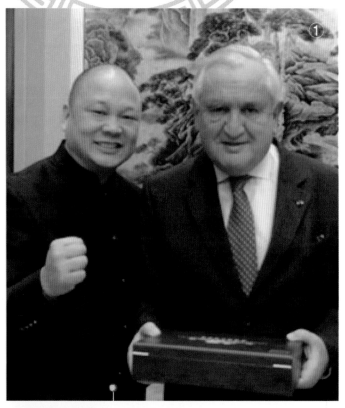

①周大森赠送大爱养生产品给法

　国前总理拉法兰

②拉法兰与周大森夫妇合影留念

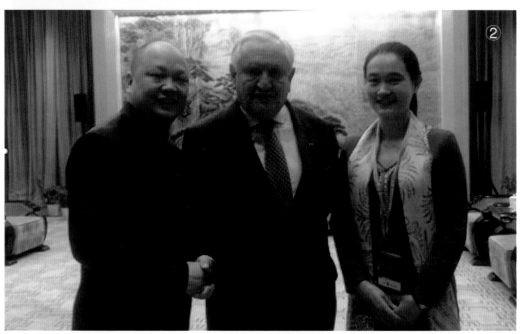

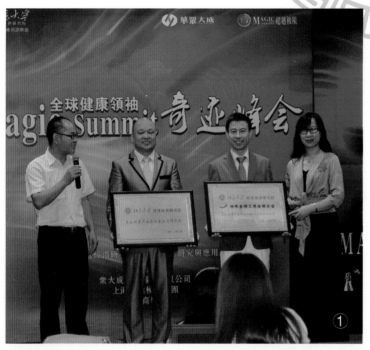

①亿道纵横牵手北京大学联
　合成立中华养生研究应用
　课题组
②周大森与北大研究院院长
③周大森获 EMBA 硕士学位

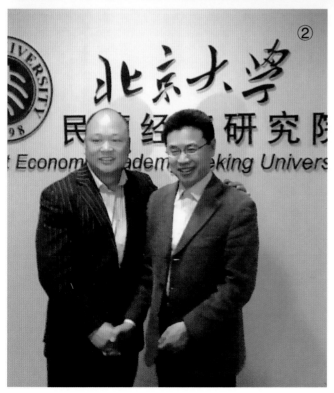

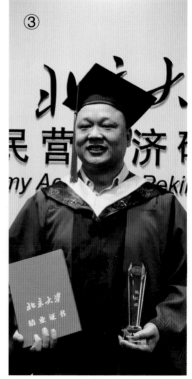

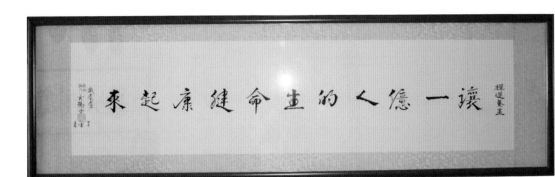

让一亿的人重命建康起来

探选养生

活到几岁你来定

你来定

原来养生还可以这样做

刘品秀　周大森◎著

YOU CAN CONTROL
THE LENGTH OF YOUR LIFE

图书在版编目（CIP）数据

活到几岁你来定 / 刘品秀，周大森著 .—北京：中医古籍
出版社 ,2014.12

ISBN 978-7-5152-0681-3

Ⅰ . ①活… Ⅱ . ①周… ②刘… Ⅲ . ①养生（中医）
– 基本知识 Ⅳ . ① R212

中国版本图书馆 CIP 数据核字 (2014) 第 212018 号

活到几岁你来定

作　　者　刘品秀　周大森

责任编辑　梅　剑

出版发行　中医古籍出版社

社　　址　北京市东直门内南小街 16 号（100700）

编辑信箱　407274412@qq.com

购书热线　010-84023423　010-64002949（传真）

经　　销　新华书店

印　　刷　三河市嘉科万达彩色印刷有限公司

开　　本　710mm × 1020mm 16 开

印　　张　15

字　　数　150 千字

版　　次　2014 年 12 月第 1 版　2014 年 12 月第 1 次印刷

书　　号　ISBN 978-7-5152-0681-3

定　　价　39.90 元

目 录

活到几岁你来定

You Can Control The Length Of Your Life

品格赢得贤达
秀质涵养才帝

善缘
玄鹤于题
甲午
孟春

善缘
玄鹤于题
甲午孟春

宏观于社稷
超象于善德

善缘
玄鹤于题
甲午孟春

国际著名养生学家、中华医学家、食疗学家、玄学家、武学家

朱鹤亭题 道号玄鹤子

传承养生文化
辉煌华夏文明

张平原名

吴淑文

壬辰年 之春贺

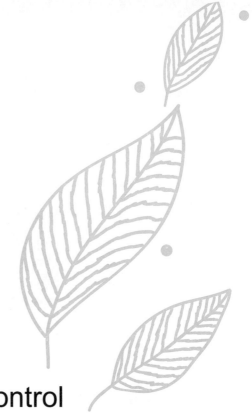

You Can Control
The Length Of Your Life

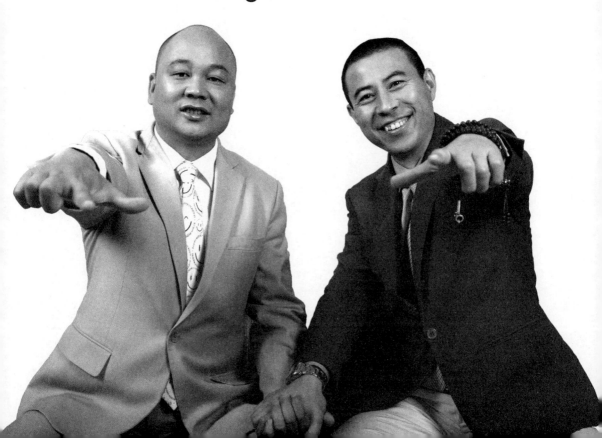

序 一

许伯恺

我经常问很多人：什么人最在意健康？

得到的答案都是"不健康的人"，因为一个拥有健康的人不会知道健康到底有多珍贵。

在我 20 岁刚刚退伍的时候，全身都是肌肉，体能处于巅峰状态——一口气可以做 500 个俯卧撑，大气不喘；20 分钟可以跑完 20 公里；三天三夜不睡觉并没有感觉……

很多人都问我："你怎么那么拼？"

其实我并没有觉得自己拼，我只是觉得自己活力无限，体力充沛，完全没有感觉到自己不健康。

但健康是一步步拥有的，也是一步步失去的。

当我开始觉得自己的颈椎不舒服、肩膀不舒服，甚至按摩也无济于事；当我开始有偏头痛，必须要靠吃止痛药才能忍受；当我开始变得越来越胖，走两步就开始喘；当我趴在地上做俯卧撑连 50 个也很困难时，我突然感觉到，健康已经从我的身体里偷偷地溜走了！

接下来，我做了身体检查，发现自己血压高、血糖高、血脂高，还患有中度脂肪肝。

那一年，我才 38 岁，身体竟然已经达到了这样的地步！

然后我一直在想："我这么热爱自己的工作，我走遍大江南北帮助很多人的生命发生了改变，结果到了最后我竟然失去了自己的健康。"

当一个人没有了健康，很多想去的地方都去不了。我有很多机会可以去很多地方参观游览，但我在一个地方演讲完之后，只想休息，所以只能在酒店、机场两点之间来来回回。

所以，在我 38 岁那一年，我开始体会到健康对一个人生命的意义。

当你失去了健康，甭管赚再多钱、有再多的成就、得到再多的掌声喝彩、得到很多人的推崇，都没有意义。

接下来，我尝试过很多的方法去运动、控制饮食，甚至连续 15 天每天只吃 3 个西红柿。

我的体重迅速下降，从最初的 83 公斤降到 63 公斤。但这种不健康的运动和饮食方式并没有唤回我的健康，反而使我的身体状态和精神状态越来越糟，我感觉自己的身体状况再也上不去了。

直到有一天，我开始接触到中国传统的养生模式。

由于西方化固有的教育和思维模式，一开始我并不能完全地理解和接受传统养生之道和医疗模式。

但当我开始认识大森、刘医师的时候，我开始意识到，真正健康的秘密来自于五千年来中国传统文化中所流传下来的智慧。是他们的人格魅力，让我开始相信中国传统的养生之道。

任何一个人做一件事，都会有一个动机。

大森从小是被姐姐带大的，为了治疗姐姐的乳腺癌，他毅然而然地放下所有的一切，专心地投入到健康行业。

他不是在用这个行业赚钱，而是在寻找延续姐姐生命的方式。所以他经营企业、经营所有的客户，就仿佛在经营姐姐的生命一样。

我看到了他这个原始的动机，也看到了他的人品，所以才决定把他收为我的大弟子。

中国传统文化经过几千年时间的历练，自有其存在之理，而刘医生则承担了淬炼和传承中国传统文化精华的使命。

我记得他曾经跟我讲过他在国外治疗病人的经历。面对老外的"踢馆"，他用自己的中医技术和中国人的智慧，在现场让老外目瞪口呆，让全场所有的人为之震撼。

在他们身上，我看到了一种精神、一种使命，那就是要让更多的人健康起来；在他们身上，我也看到了一种智慧、一种大爱，那是我们的老祖宗积淀下来的文化遗产，我们没有理由不去相信。

在这个世界上，很多人都没有得到真正的健康，因为健康不只包括身体机能方面，也包括情绪和心理方面。

如果你也渴望健康，那么我非常推荐你看一下这本书。

这是两个非常有使命、有文化底蕴的人所要弘扬的中华养生文化，他们所用的一切方法都非常有效。在最近一年多的时间里，通过他们的协助，我的身体状况越来越好。

在我 38 岁那年，人们见到我就会说："你今年快 50 了吧！"

而今年，我 42 岁了，人们见到我却会说："你今年有 28 吗？"

我希望自己在 45 岁的时候，能够看起来像 23 岁。逆生长是一件很值得开心的事情，这是因为我们拥有了一个正确的方式，我们拥有一个共同的使命——不只是要帮助人们获得健康，而且要让全世界看到中国的智慧！

潜能激发大师

许伯恺

序 二

梁凯恩

我先给大家讲两个故事：

在我年轻的时候，曾经问过母亲："妈妈，您想活到多少岁？"

母亲回答我："人不需要活那么久。"

我又问母亲："妈妈，您70岁的时候在做什么？"

母亲回答我："人不需要活那么久。"

我接着说："妈妈，等到您75岁的时候，我想带您出国，您想去哪个国家？"

母亲还是对我说："人不需要活那么久。"

在我的母亲59岁的时候，她因为癌症离开了这个世界。

为什么呢？因为在她的潜意识里，一直认为"人不需要活那么久"。

两年前，我认识了一位不可思议的赵慕鹤老先生。

他1912年出生于山东省金乡县。

在他40岁的时候，从大陆来到台湾，在大学担任教务工作20多年，66岁退休；

在他75岁的时候，突然觉得自己再不环游世界就来不及了，所以当背包客游历世界21个国家；

在他87岁那一年，为了鼓励自己的孙子考大学，他就和孙子一起PK，结果以大学生身份重返校园；

在他93岁的时候，觉得自己身体非常健康，就到医院当义工；

在他 95 岁的时候，他对朋友说："我想去考研究生。"

朋友听了，感到很不可思议："你都 95 岁了，还考什么研究生啊？"

可赵老先生却认为人应该活到老，学到老。

所以他就按照自己所想的去做了，结果他如愿考上了研究所。

在他 98 岁那一年获得硕士学位，成为了全世界年纪最大的硕士毕业生；

在他 99 岁那一年，他在香港开办了个人书法展；

100 岁的时候，他的书法作品被大英图书馆收藏；

101 岁那一年，他以口述的形式出版自传。

当我看到他的自传时，完全被震撼到了！之后，我用尽所有的方法，通过所有的人脉，邀请他同台演讲。

在 2012 年的时候，我实现了自己的愿望，和自己尊敬的赵慕鹤老先生同台演讲。

在这次演讲之后，我制订了一个新的目标——在 2074 年，将和我最好的伙伴许伯恺老师一起面对 4 万人演讲！

在见到赵老先生之前，我想过自己 70 岁、85 岁的时候还在演讲，但从来没有制定过 100 多岁还在演讲的目标。他让我看到了这个希望。

当然，要想实现这个目标，首先你要有能够活到 100 多岁的方法。

所以，我特别推荐这本养生著作《活到几岁你来定》，也特别推荐这两位作者——周大森和刘品秀！

周大森先生这么多年来一直在专注地研究养生，而且充满着大爱，有使命感，也建立了相应的系统，他立志要把中华养生文化传遍世界。

刘品秀医师精通中医学、反射学、宗教医学、气功养生学、营养学，而且他的师傅是玄鹤子。2014 年 3 月，我第一次见到玄鹤子就被震撼了。他有着 120 岁的高龄，每天都在练双节棍、太极、气功，讲话中气十足，走路如一阵风。

作为40岁出头的男人，我想如果自己和他对打，都不见得能够胜利。

作为玄鹤子的薪传弟子，我相信刘医师能够把一个人活到百岁的秘诀通过文字告诉大家。

这本书能够给大家很大的启发，不管你处于哪个年龄阶段，都能找到自己长寿的方法。

更重要的是，当你拥有健康长寿时，一定要把自己的人生活得更加精彩，而且还要尽可能地帮助身边更多的人，让更多人的生命得到绽放！

超级演说家

梁凯恩

序 三

陈霆远

每当我们身边有老人过生日，通常的祝寿词都是：长命百岁！在大多数人的心目中，健康长寿、长命百岁都是最渴望的，但真正能做到的人却少之又少。因为现代人作息、饮食等很多不好的习惯都过度透支了自己的身体，导致中年之后身体每况愈下，百病丛生。这一点，我们从各大医院每天人满为患、大排长龙就可以看出来。

当我拿到周老师和刘医师共同创作的这本《活到几岁你来定》初稿的时候，心中无比震撼。

活到几岁，真的可以自己来决定吗？当看完这本书之后，我终于相信，生命真的可以由我们自己决定！

成功一定有方法，失败一定有原因。这本书里面浓缩了长寿者的养生智慧以及正确的生活、饮食、作息习惯，看完之后让我信心大增。

特别值得一提的是，刘医师的师父玄鹤子老师是一位 120 岁的老道长。我曾经听说过这个人，也曾感叹"人怎么可能活到 120 岁呢？"

在周老师和刘医师的引荐之下，我和梁凯恩、许伯恺老师亲自到广州拜访了玄鹤子老先生。

在我的印象当中，活到百岁以上的人都是老态龙钟、挂着拐杖、讲话有气无力的。但他却声如洪钟、气定神闲，滔滔不绝地和我们分享自己的人生智慧和经验，连续讲了 6 个多小时，完全不用休息，而且还将他的功夫展现给我们看。

我们看到的是一个年轻又有活力的功夫高手，他走路健步如飞，连年轻人都跟不上，完全看不出是一个 120 岁的老人。

6 个小时之后，我彻底相信了健康长寿是有方法的。如果养生有道，百岁以上依然能够保持年轻人的体力与活力。

亚洲首席演说家梁凯恩老师制定了一个不可思议的目标——2074 年 3 月 1 日，在他 101 岁的时候，要跟亚洲第一潜能激发大师许伯恺同台面对 4 万人演讲。这是一个什么样的画面啊？在历史中，从来没有一个 101 岁的人还能够上台面对 4 万人演讲，这需要怎样的健康体力，怎样的巅峰状态才能够做得到？

在没有看到这本书之前，我觉得这是一个 60 年的长期目标，要做到真的太不容易了。但在看完这本书之后，我信心倍增、充满渴望，找到了健康长寿的方法，而且也定了一个全新的目标。

过去的我从来没有制定过健康长寿的目标，既然我和梁老师、许老师是生死之交，是超越极限最重要的伙伴，他们两位 101 岁还要同台演讲，我当然也不能缺席。所以，我决定要学习这本书所教的养生方法，并听话照做。在 2074 年 3 月 1 日，我 108 岁那天，能够全身上下充满活力地上台面对 4 万人主持，然后介绍出最有影响力的两位超级演说家——101 岁的梁凯恩老师和许伯恺老师上台演讲。

这是一个多么令人热血沸腾的画面！这场演讲一定会引起全世界的轰动，一定会在历史上留下足迹！如果你也渴望在 2074 年——60 年之后来参加这场演讲，你一定要看这本书。如果你爱你的父母、长辈、员工和身边的每一个人，希望他们也能够健康长寿，你应该买这本《活到几岁你来定》送给他们。当我们身边每个人都看完这本书，并按照书中所教的养生方法去做的时候，相信 2074 年 3 月 1 日这场不可思议的 4 万人演讲，我们都可以一起参加！

101 目标网创办人

陈霆远

开篇 **1**

周大森

——让生命影响生命

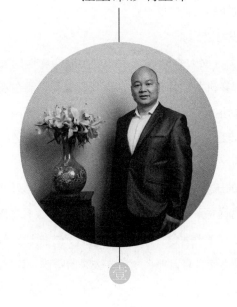

　　周大森是安徽省阜阳市阜南县人，出生在一个平凡的家庭，一大家人都住在一起。

　　祖父原来是经商的好手，在他那一代，家业还是很富有的。但祖父做生意时被骗去赌钱使得生意失败，也输了所有的家业，使得家道中落。

　　也因为如此，使得他们一家在解放后没有被评为地主。

　　家业传到父亲这一代时，已日渐式微。

　　奶奶身体不好，必须有一个人回到农村照顾她，而父亲的兄弟都不愿意放弃单位正式工作，所以，父亲就担负起了这个重任。

　　但农村的收入水平使得他们的生活步履维艰。

9岁那年，父亲骑着一个很破旧的单车，载着周大森来到县城。

他们是来借钱的。

姐姐要交学费，家里的房子漏雨需要装修……这些现实的问题让他们不得不求助于别人。

但是他们没有借到。

回来的路上，周大森坐在父亲的单车后面。他问父亲："为什么我的叔叔伯伯都在机关，都有工作，而我们家却只能在农村呢？"

"因为奶奶生病了，我们必须要有一个人来照顾她。"父亲回答他。

那时周大森已经上小学三年级了，那是他有记忆以来，第一次燃起了一种强烈的渴望，他觉得自己是有责任的。

面对生存的压力，周大森发誓好好读书，让家人不再忍受贫穷和痛苦。那时候，他就立下了两个志愿：一是一定要考上北京大学，因为在他的意识里，只有考上大学，才能当上大官，才能让父母离开农村；第二个志愿是如果不能当官，那么一定要去经商赚钱，让父母过上好日子。

叁

从那时一直到高中毕业，周大森的成绩一直名列前茅。高考填志愿的时候，他的第一志愿就是北京大学，第二志愿是安徽中医学院。

遗憾的是，仅仅几分的差距，使得他被北京大学拒之门外。他只能退而求其次，选择录取他的安徽中医学院。

"如果能成为一名医生，就可以让自己的家人少受疾病的威胁，拥有健康的身体，其实也是一个不错的选择。"他想。

尽管如此，问题却依然存在。在那段艰难的岁月里，考上大学对于这个原本贫困的家庭来说，无疑是雪上加霜。如果他现在就去念大学，那就意味着两个弟弟会因此而失去读书的机会。

上大学是他的梦想，但如果这个梦想需要让父母的辛劳和压力以及弟弟的前途来换取的话，那就与他的初衷背道而驰了。

他不想成为整个家庭的负担，于是，周大森做了一个惊人的决定——休学一年！

好在那时候通信并不发达，他没有说自己已经考上大学的事实，瞒着父母去打工赚钱。

打工赚钱并不是为了放弃学业，而是为了重整旗鼓，养精蓄锐，积累资金，更好地开始学业。

但学校并没有这样的制度，更不会为了他一个人而破例。

为此，周大森拿着自己的录取通知书去找学校的领导，请求他们为自己保留一年的入学资格。

他整整去了学校 37 次，求了领导 37 次！

最后，他的执着和孝心终于感动了领导，他们答应了周大森的请求！

肆

休学一年的日子里，周大森呆的最多的地方就是建筑工地。那时他只有 17 岁，96 斤的体重，却每天做着挑沙子、搬砖头、扛水泥包这样的工作……

他用稚嫩的肩膀背负了与年龄并不相称的责任，承担了本不该让自己扛起的压力。

但在他看来，那是他必须要做的事情。

经过一年的辛苦和努力，终于苦尽甘来，他赚够了第二年的学费和生活费。

就这样，拿着沉甸甸的工资，他终于实现了自己的大学梦！

当他把这个喜讯和家人一起分享时，却被祖父母下了一道指令：结婚！

老人的想法很简单，就是想尽早看到周大森成家，传宗接代。

于是，周大森的第一次婚姻就是在这样匆忙的情况下开始的。

他成为了一个大学生，也成为了一名丈夫。

他一边读大学，一边勤工俭学，同时还必须承担着自己在一段婚姻中的责任与义务。

读大学期间，他做过老师的助理，帮别人做过理疗，也做过家教，不但没有给家里造成负担，而且寄钱给家里，帮弟弟交了学费。

大学毕业之后，周大森本可以留在合肥，但他读医大的目的就是想更好地照顾家人，所以他毅然决然地放弃了大城市的机会，回到了家乡的一家医院。

在读医大的时候，周大森的导师告诉他："身为一名医生，你的责任就是要救死扶伤。"

而当他真正地进入医院之后，却发现现实社会并不是他理想中的"乌托邦"。

他经常目睹有的病人因为没钱而不得不停药的残酷事实，也目睹了医院中每天都在发生的那些挑战他从医初衷的事实。

对医疗体制的不认同使得他的内心萌发了离开的念头。

恰巧在那时候，周大森的一个同学"下海"回到家，来找周大森。

这位同学没有读过大学，高中毕业就去打工了，现在却开着上万的摩托车衣锦还乡。而读过大学的他当时在医院的工资只有 600 元。

这样的心理落差再一次刺激了他想要改变的决心。

陆

在学医之后，周大森曾经有个梦想，那就是能当上院长，让每个人都能看上病，不再因为没钱而失去治愈的机会。

但这种梦想随着他对现实认识的加深而逐渐破碎。他大学的一位导师告诉他："你太天真了！要想在公立医院做院长，没有五十岁根本不用想。这不是你能力的问题，而是你的前面已经有很多人在排队了……"

既然这个梦想很难实现，在一系列因素的推动下，周大森放弃了医院的铁饭碗，把户口重新迁回了农村，选择了下海经商。

那时，他只把这件事情告诉了老婆，并不敢和父母讲。

在老婆的支持下，他拿着七拼八凑的 10 万块钱，开始了人生中的第一次创业——开服装厂。

那时，他最大的成本就是设备维修费。

而周大森在高中期间就学过维修，他白天上课，晚上就在维修师傅家帮着修一些家用电器。在几个学徒中，他是学得最好的那个。

虽然之后并未以此为生，但事实证明，人生的很多看似无用的经历，都会在某个阶段发挥出它应有的作用，一个人做的每件事情不是都没有意义的。

周大森也是如此。维修技术都是相通的，他稍加研究就学会了修理电动缝纫机，而且做得比教他的人还要好，也因此为公司节省了很多成本。

柒

之后，他们接了一些欧盟的单子，做一些衬衣、裤子之类的服装。

过了一段时间，发货的香港洋行的温总开始有了疑问：为什么这段时间有一半货比以前做得还要好呢？

他这才知道，有一半的货都是周大森做的。

就这样，周大森见到了香港洋行的温老板。

经过交谈，温老板很看好周大森，并支持了他50万，让他变成了自己的一家总厂。

周大森开始由接别人的货，变成了发货给别人。

那是1997年，也是周大森人生第一个辉煌的时刻，他赚到了自己人生中的第一桶金。

慢慢地，他的手上也有了一些流动资金，开始接受先发货，再付钱。而就在1998年，欧盟市场的服装领域大下滑，老板跑路，香港的洋行也关闭了。

周大森把自己赚的钱都赔了进去，还欠账差不多200万。

那段时间，他的人生就像过山车一样跌宕起伏，刚刚经历了事业的高峰期，马上又跌入最黑暗的深渊。

在那段时间，他终于明白一夜白头是什么滋味，甚至还想过要自杀。

从春风得意到一无所有，那是他人生中最痛苦的一段日子。从"十大杰出青年"到失败的落差，担心父母承受不住的压力，使得借酒消愁、低迷不振成为了他生活的全部。

祸不单行，在他最失意的时候，父亲也因为身体原因，永远地离开了他。

这对他而言，无疑是致命的打击！

捌

在姐姐的劝说下，他终于决定振作起来，重新开始。因为虽然父亲不在了，但母亲还需要他照顾，弟弟还在读书，他必须让自己成为一家人的希望。

当时，他再次碰到了大学的导师。导师开门见山："既然你的院长梦破灭了，老板梦也破灭了，现在是不是可以跟我走了？"

于是，1998年，周大森跟着导师来到了北京，学习并推广反射医学，一待就是两年的时间。

跟随老师讲课的历程增加了周大森的专业知识，也锻炼了他的演说能力。

但这并不能解决周大森高额的债务。于是，为了偿还债务，周大森又进入了桑拿行业。在这期间，他被一个美容行业的老板赏识，便又以合伙人的身份进入美容行业。

做了一段时间之后，双方在经营理念上出现了一些分歧。那时候周大森上过超越极限梁凯恩老师的课程，课程中有这样一句话让他印象深刻：如果你和你的合作伙伴，志不同，道不合，那么一定要分手。

这使得周大森再次有了自己创业的想法，而这次，他选择的事业是很多人都不能理解的健康美胸行业。

从走上这条道路开始，他把自己的全部心血都倾注在了这份事业上。

他为什么会如此热爱这份事业？他为什么会把一份看起来跟自己毫无关系的事业作为自己的梦想？

这个世界上没有无缘无故的爱，也没有无缘无故的梦想。

周大森走进健康美胸行业的源头是他的姐姐。

从小因为家庭的缘故，姐姐为了让弟弟们读书，甘愿放弃了上学。在周大森的记忆中，童年的很多时光是和姐姐一起度过的，姐姐在他的心中有着不可替代的位置。

但在2004年，他却听到了世上最让人崩溃和难以置信的消息——

姐姐被查出乳腺癌！

乳腺癌！这三个字像一记重锤一样，狠狠地打在他的心上。

一直以来，姐姐都在无怨无悔地照顾别人，对自己的健康关注很少，没想到病魔居然降临到她的生命中。

当时医院已经给姐姐下了判决书，说她最多只能活6个月。

但周大森不甘心，他一边寻找最好的医院，一边潜心研究中医，希望能找到预防和治疗乳腺癌的方法。

这就是他最初创建欧美滋健康国际的初衷，也是他为了亲情与梦想苦苦战斗的动力。

乳腺癌对于任何一个人来讲，都是一个很难接受的残酷事实。除了疾病本身带来的痛苦之外，还有面临女性形体特征遭遇损毁的恐惧。

但在周大森以及家人的鼓励和帮助下，姐姐终于调整了自己的情绪。她凭借自己顽强的意志，勇敢地面对如此沉重的打击。

就这样，周大森用自己的努力把姐姐的生命由6个月延长到了8年的时间。

在姐姐生病和治疗的漫长岁月里，周大森发现一个残酷的事实：在全世界每年有120万女性会患上乳腺癌，并有50万人死于这个疾病。在中国，乳腺癌的发病率也是极高的，中国主要城市10年来乳腺癌发病率上升了37%，无论在高发区还是低发区，乳腺癌发病率均以5%~20%的速度上升。

"我一定要帮助更多的人拥有健康，远离这个疾病！"周大森在心里对自己说。

所以，他把欧美滋健康国际这个项目在全国不断推广，不断地呼吁广大的女性及早预防乳腺疾病，及早让自己的亚健康得以缓解。

这是他的事业，也是他的使命——让一亿人的生命健康起来！

他要让人们明白，健康不只属于你自己，每个人都应该本着对社会负责，对家庭负责，对孩子负责的态度对待自己的健康。

任何一份事业都不能靠单打独斗，你必须创建一个无坚不摧的团队，才能真正地把这份事业发扬光大。

周大森深深地明白这个道理，于是他开始了漫长的寻找人才的过程。

刘品秀就是在这个时期被他吸引而来的。

2006 年，刘品秀在香港开了一家诊所，生意非常好。

周大森知道刘品秀有着无与伦比的针灸推拿技术和丰富的养生常识，但真正吸引他的，除了刘品秀过硬的技术水平外，还有做人的品德。

刘品秀并不是一个金钱至上的生意人，对他而言，帮助别人所得到的快乐比赚到钱要多得多。这与周大森的人生价值是完全一致的，但当时刘品秀的事业做得风生水起，他一直找不到合适的切入口。

尽管没有找到对的时机，但周大森确定，他一定是一个对的人！为了这个对的人，周大森一直在等待着一个机会和刘品秀合作，一起创造梦想的奇迹。

他那段时间经常跑到香港去找刘品秀，两个人同时拜了同一位老师，也深入交流过自己的人生理念。

周大森曾经对刘品秀说过这样一段话："无论你的这双手做针灸多么厉害，你都只有一双手。你要做的是要把自己的技术，通过品牌的方式分享出来，让更多的人受益。"

之后，在周大森的推荐下，刘品秀和他一起参加了两次广交会。周大森是想通过这种途径让对方明白：这个行业值得去做！

刘品秀最终决定加入周大森的团队，和他一起经营这份事业，是因为他的父亲。

身体一直很好的父亲突然生了一场重病离开了人世，这让刘品秀猝不及防，也让他的人生陷入了低谷。

他开始重新审视自己的生活，最终决定由香港回到内地，和周大森共同研究健康养生这份事业。

就这样，两个人终于在合适的时机下，为了一份共同的使命走到了一起。

在这之后，周大森又持续吸引了翟灿、刘仕举、唐琴、王艳锋、刘晋雪、郭勇飞、魏昌文、肖伟等多位人才，并通过良好的股份机制、健康的经营理念、先进的企业文化把这些人凝聚在了一起，形成了欧美滋的核心团队。

他们在一起创建了欧美滋的品牌项目——美胸项目、养生项目、私密项目，"让一亿人的生命更加健康幸福"是他们共同的使命，也是他们始终恪守的那份信念。

当欧美滋的健康理念"邂逅"东方的千年养生智慧，周大森、刘品秀以及团队中的每一个人，就奔着让更多人的生命更健康的目标勇往直前。

因为他们相信生命的力量，相信一个生命体可以影响另外一个生命体，一个人的梦想可以托起一群人的梦想，一群人的梦想可以托起整个社会，乃至整个国家的希望。

他们出版这本《活到几岁你来定》的中华养生书籍，也正是为传承五千年的东方文明、发扬中华养生之道、铸造世界健康品牌而努力！

开篇 **2**

刘品秀

——不为自己求安乐，但愿众生得离苦

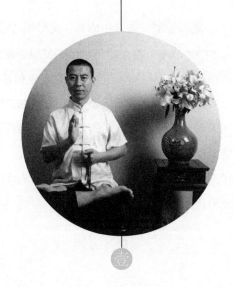

壹

刘品秀原名刘宏超，出生在河北省南宫市路家营村的一个农民家庭，在土地革命期间，父辈差点被定性为富农。

由于整个大家族都在一起，刘品秀小时候的家教特别严格。就拿吃饭来说，就有好几条规矩：不能发出声音，不能说话，吃菜不能挑挑拣拣……如果做不到，就会挨打。

严格的家教虽然给刘品秀的童年带来了一定的压力，但也锻炼了他坚韧的品格和顽强的毅力。也正是因为如此，在他很小的时候，就已经熟读《三字经》、《弟子规》以及《道德经》等传统文学，奠定了自己深厚的国学底蕴。

另外，家族式的共同生活和家庭教育，也奠定了他以孝道为主的和谐家庭。一直到现在，刘品秀不仅对自己的家庭感情深厚，对表兄弟也保持着深厚融洽的感情。

贰

刘品秀在小时候就称得上是"文武全才"，除了熟读中国传统文化书籍之外，他自幼随父习武，13岁熟读经络穴位，16岁开始运用点穴治疗常见病痛。

选择练武术，一是由于刘品秀自小体弱，父母想通过习武让他强身健体，二是因为父亲酷爱武术，以至于把自己的梦想寄托在了儿子身上。

对于经络穴位的偏爱，刘品秀只能用冥冥之中的注定来解释。他从小就喜欢看关于穴位的书籍，甚至已经达到了狂热的境界。而且他无师自通，在初中的时候就懂得一些点穴的常识，当看到同学有头疼、牙疼等症状时，就会为他们点穴来止疼。

那时，在他的世界里，根本没有治病的概念，他只不过是不忍心看到别人疼痛，要为他们减少痛苦而已。

叁

本着对传统医学的热爱，刘品秀在读大学的时候选择了中医专业。1997年，他就读于天津中医学院针推系，2001年修完本科学历，同年获深圳市"首届针灸推拿足疗师职业技能比赛"第二名，2002年取得执业医师资格，2003年取得国家劳动和社会保障部颁发的高级保健师资格证书，奠定了自己在中医领域的权威。

在这段时间，他于2001年皈依佛门泰斗上本下焕老和尚，并受老和尚开示，潜心研究佛门医学，对禅宗、道教养生深有研究，后又跟随上传下法老和尚潜心研究佛学药学。

这一切对他而言，都是顺其自然发生的，因为机缘成熟了，一切就都会顺理成章。

带着这一系列的成就和饱满的热情，刘品秀从家里走出来，2004年在香港创建了中华养生理疗会馆。

期间，在没有做过广告的情况下，他的理疗会馆门庭若市，每天前来咨询和治疗的病人络绎不绝。这些全部都是依靠他良好的口碑和过硬的技术。

也正是这些吸引到了当时正在为欧美滋寻求人才的周大森，使其萌生了合作的想法。

在 2005 年，他受邀到美国去参加一场传统医学联合大会做演讲。在这次会议上，他通过针灸、平衡医学，以及中华养生学的一些知识，让西方国家的人刮目相看。

最让他印象深刻的一幕是，当他讲到针灸的三秒钟止疼法时，所有的人都觉得他是在吹牛，西方国家的更是没有一个人认可。

但当刘品秀运用针灸调理，使病人在这个舞台上站起来时，全场轰动。

他用精湛的技术和惊人的勇气震撼了在场的所有人。

在刘品秀看来，他的成功是因为有"源头活水来"，所有的一切都离不开中华五千年深奥的养生文化，它有着如此深厚的底蕴，是经得起推敲的。

在这之后，很多国家都向他发送了邀请函，希望他能去讲学。

就这样，他先后到美国、马来西亚、泰国等国家参加传统医学学术交流，并取得世界传统医学治疗师、教师的资格证书，2007 年被评为国家 973 项目平衡针灸学科研小组骨干人才及颈肩腰腿痛特色名医。

此外，他还因为大力提倡养生文化，以及在养生领域的权威地位，在中国的人民大会堂以名人名家的荣誉身份，获得了中央领导的接见，并在北宴会厅专门吃"国宴"。这对刘品秀而言，是一种荣誉，更是一种认可！

这些都使得刘品秀的事业发展达到了一个新的高峰。

伍

与此同时，在 2005 年，周大森已经开始创建"欧美滋"。那段时间他看到刘品秀理疗会馆的生意很好，便一直劝说刘品秀和他一起回到大陆做养生事业。

每当刘品秀回到大陆，就会被周大森邀请去参观他的公司。

那时候，欧美滋毕竟才刚刚起步，规模很小，只有几十平方米的面积，而且是商住两用。其实当时刘品秀并没有动心，因为在他看来，这里远远不如他在香港的事业发展得好。所以尽管他很赞同周大森的价值观和经营理念，也很认可周大森所做的事业，但依然没有回去的打算。

然而，就在这时候，发生了一件让他始料未及的事情。

父亲生病了，而且很严重。

刘品秀有兄弟姐妹四人，他排行最小，从小到大父亲一直视他为掌上宝，心中肉，更是对他寄予了很大的希望。

父亲一直都是刘品秀的榜样，不管做任何事情都从未喊过苦和累，总是力尽所能把最好的都给到子女，甚至从来不为自己考虑。

这次也是一样。

父亲很爱他，以至于这次生病都没有让刘品秀知道。那时父亲在学佛，而且也皈依到了弘法寺老和尚门下。当他感觉身体不舒服的时候，一直以为是结石，便独自上了山，不想给家人添麻烦。

他完全没有想到，结石已经癌变，而且是晚期。

那时刘品秀刚刚有了自己的女儿，也真正体验到了父亲这两个字包含着多少责任与爱。然而，命运的无常却要让他承受"子欲养而亲不待"的痛苦。

在父亲病重期间，刘品秀戒掉酒肉，一直到现在还维持着吃斋的习惯，但这些都没能阻止父亲疾病的蔓延和生命的流逝。

父亲过世后，他开始思索健康和生命的意义。

人为什么要生病？为什么要忍受这种痛苦？

他的遗憾不只是父亲的离开，而是父亲在病情那么严重的时候，自己没有尽到一个儿子的责任。

刘品秀不敢说自己的医术会高明到什么程度，但还是对自己的能力有一定信心的。父亲却始终把他当成一个孩子，生病之后竟然没有想过学医的儿子，而他自己对父亲的忽视竟然达到了这种地步，一直到其生命无力回天时才发觉。

从那时起，他深深地意识到，自己应该更加珍惜身边的亲人和朋友。他感到自己肩上的责任更重了，于是想学习更多的养生知识，践行"上医治未病"的宗旨，预防疾病于无形之中，把健康带给更多的人。

而周大森所做的正是这样一份事业：提倡孝道文化、让一亿人的生命健康起来、引领中华养生走向世界……

刘品秀毅然决然地回到大陆，开始和周大森一起创建禅道养生文化。

进入美容养生行业之后，刘品秀在进行推广的过程中也遇到了一定的阻碍和瓶颈——他不懂得营销。

一直以来，他都专注于医学事业的研究，理疗会馆的生意也完全是靠客户的口碑做大做强，根本没有做过任何广告和营销。

但进入这个领域，要想把自己的品牌推广出去，就必须让自己的眼界更加开阔，能力更加全面。

这时候，欧美滋的美胸项目、养生项目、私密项目已经成立，他要不要在美容养生行业继续走下去呢？

真正给他启发并且让他坚持下去的，是他的伙伴们。

在美容养生行业里的人都有一个难得的优势，那就是他们热爱学习，而且比很多专业的医学人士更懂得如何学习。

很多专业人士总以为自己很厉害，觉得自己已经"满"了，便失去了上进心，不会主动地将文化传播出去，而这里的人却从来没有停止过对医学的研究和传播。在他看来，很多医学专业的人是在"治疗"那些"生病的人"，而他们是在努力让人们"不生病"，这正是他的初衷。

既然如此，对于自己不擅长的领域，为什么不能学习呢？

于是，他开始有目的地学习一些课程，包括超越极限的课程、竞争力课程，以及安东尼·罗宾激发潜能的课程。

通过一段时间的学习，他在营销、培训、演讲领域都得到了很大的收获，能力也得到了很大的提升，这也使得他在欧美滋有了更大的贡献和价值。

说到刘品秀在养生行业的贡献，就不得不提一个人——他的师傅玄鹤子。

玄鹤子又名朱鹤亭，是国际著名养生学家、中华医学家、食疗学家、玄学家、武学家，其祖父系民间中医，外祖父乃武举人。他自幼承父亲崂山道长——玄中子传授道家养生学、中华医学、食养食疗、道家玄学及武学等家传秘法；读中学和在北京大学学习时期，研修中西医理论，潜修老庄哲学，道、佛学经典，长期运用食养、食疗、点穴、针灸、中草药等施治病症历经数十年；曾给中央领导干部治愈过多种疑难疾病，同时有多国国家元首、政府要员慕名就医，得到良好医治。

他在大学、科研部门任教及从事科研工作数十年；曾应邀多次赴日本、泰国、德国、美国、加拿大、新加坡、英国、柬埔寨、澳洲、菲律宾、印尼等国家及台湾地区讲学，受到高度赞扬。

刘品秀和玄鹤子老师的结缘也充满了传奇色彩，早在拜师四年之前就拜读过玄鹤子老师的很多书籍，对他的很多事迹更是万分敬仰。

通过拜读玄鹤子老师的书籍，刘品秀被他把道教文化和养生文化融汇贯通的智慧深深折服。

玄鹤子老师将大半生的精力投入到治病救人中去，而且真正地达到了天人合一、阴阳和合的境界。他在耄耋之年仍然还能连续讲座三四个小时，底气十足，甚至不用喝一口水。

这些都让刘品秀很是佩服，他一直想找机会见见这位老人家。

就在这时候，刘品秀通过周大森认识了一个朋友，而恰巧这个朋友的师爷正是玄鹤子大师。刘品秀别提多兴奋了，于是在第一时间去拜见了这位老师。

当他第一眼见到玄鹤子老师的时候，便被他的鹤发童颜和矍铄精神所震慑，他在老人的身上闻到了一股仙气，甚至联想到了道教神仙中知名度最高的神——太白金星。

在聊天的过程中，他更加深刻地感觉到老人的健谈和乐观，他们足足聊了两个半小时，甚至中午都没有吃饭，刘品秀再次看到了养生的力量。

而那段时间，刘品秀在养生领域已经进入了一个瓶颈期，而且他在治病方面的胆量越来越小，甚至远不如以前。

他总感觉自己像一块干瘪的海绵，在等待着吸收更加有营养的甘霖。他一直在找寻机会和一些真正的名医名师去深造学习。

见到玄鹤子老人家的时候，他冥冥之中就有一种感觉，自己一定会成为他的弟子。

他也在心里默默地立下了一个志愿，有朝一日一定要拜玄鹤子为师。

玄鹤子老师收弟子也有自己的要求：一是要尊师重道，二是要在医学领域有大的追求和梦想，三是要聪明爱学习。

当刘品秀满足了以上的条件并让自己做到最好时，他拜师的时机便成熟了。

就这样，在欧美滋 2013 年的年会上，玄鹤子老师作为嘉宾出席，而刘品秀在众人的见证下，正式拜玄鹤子为师。

刘品秀是佛家道家双修的人，玄鹤子老师是在道教方面对他影响深远的人，而上本下焕老和尚则是他在佛教领域的恩师。

刘品秀的父亲曾是佛学的信仰者，受父亲的影响，刘品秀也一直没有放弃过佛学药学的研究。

他多年来不断参学，先后访南北少林寺总教头释如众法师、中国原佛教协会会长释净慧长老、针灸界泰斗程梓农院士等，继承传统医学，并将中西文化进行创新，这才创立了禅道养生学。

他一直谨遵上师上本下焕老和尚法旨——不为自己求安乐，但愿众生得离苦的精神，以欧美滋为平台，传承着五千年的东方文化智慧，引领着中华养生走向全世界！

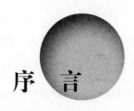

序　言

我们**为什么**要**养生**？

在经营欧美滋这份健康养生事业的过程中，我们经常会被问到这样的问题："我觉得自己的身体很好啊，并没有什么问题，也没有什么不舒服，那为什么还要养生呢？"

相信很多人也有这样的疑问，那么在回答这个问题之前我们先来看一组案例：

2003 年 12 月 30 日，香港艺坛一代天后梅艳芳，因子宫颈癌静静地告别了人世，走完了她短暂寂寞的 40 年的生命旅途；

2004 年 11 月 7 日，"胆大包天"的均瑶集团董事长王均瑶，因患肠癌医治无效在上海逝世，年仅 38 岁；

在 87 版《红楼梦》中饰演林黛玉的扮演者陈晓旭，不幸在 2007

年 5 月 13 日被乳腺癌夺走了生命，她的红颜薄命让无数人唏嘘感叹；

曾经唱红《叶子》这首歌的"疗伤歌手"阿桑，因罹患乳腺癌在 2009 年 4 月 6 日病逝，年仅 34 岁；

2007 年 11 月 27 日，著名青年歌手叶凡因乳腺癌不幸去世，终年 37 岁。

……

除了这些耳熟能详的企业家和名人，现实生活中年纪轻轻就失去生命的例子并不罕见。政治家、企业家、白领、打工者、农民、学生、艺人……在这个世界上，几乎所有的行业每天都在上演着英年早逝的故事。

无论是舞台上闪闪发光的明星，叱咤风云的企业家，还是在平凡岗位上工作着的普通人，谁都无法逃避生老病死的降临。

有生命就有死亡，但正常的寿终是生命的本然，而英年早逝则会带来太多的痛苦和悲伤。

这些在正值生命鲜活的美好时期就面临死亡的人们，也曾像你一样，以为自己无比强壮和健康；他们也不曾想到，自己会在最辉煌的时刻，失去健康甚至生命；他们在生前都拥有很多的财富与地位，获得过追捧和掌声，然而，当没有了健康和生命，他们给亲人和朋友留下的都是无尽的遗憾和痛苦，以及自己此生未完成的责任。

现代生活节奏的加快、生态的破坏、环境的污染、锻炼的缺乏、对养生文化的欠缺等因素，都在越来越剧烈地冲击着我们的健康。

世界卫生组织曾经提出一个口号："千万不要死于无知。"很多的人死于无知，就是因为不注重养生，使得身体机能受到损害，小病熬成大病，最终发展成为不治之症。

所以，没有不舒服并不等于健康，更不等于疾病没有在酝酿中。

在现代社会，存在着越来越多的亚健康人群，必须通过健康管理，改变那些不良的生活方式，才能回归健康。

那么，现在你还要问"人为什么要养生"吗？

在我看来，养生就是未雨绸缪，做好防范措施，尽早预防疾病的发生，不要等到病入膏肓，再施加治疗。

《黄帝内经》中曾提出"治未病"的概念，在《素问·四气调神大论》中有这样一段话："是故圣人不治已病治未病，不治已乱治未乱，此之谓也。夫病已成而后药之，乱已成而后治之，譬犹渴而穿井，斗而铸锥，不亦晚乎。"

"不治疗已发生的病变，治疗未发生的疾病，不治疗已经乱了的世道，治疗未乱的世道。"这就告诉我们，中医的核心理念之一就是采取预防或治疗手段，防止疾病的发生。

我们都知道扁鹊是一代名医，但可能很多人不知道，他还有两个行医的哥哥，并没有他那么出名。

魏文王曾经问过扁鹊："你们家兄弟三人，都精于医术，到底谁的医术最好呢？"

扁鹊回答说："大哥最好，二哥次之，我最差。"

文王再问："那么为什么你最出名呢？"

扁鹊的回答让魏文王连连称叹——

"我大哥医术最高，但没有名声，不但没有名声，人们还很讨厌他，因为他治病是治于病情发作之前。由于一般人不知道他事先能铲除病因，而且症状还没有表现出来就被他治好了，被医治的人就认为自己根本没有病，所以他的名气无法传出去，而且一个医生总是对一个看上去很健康的人说你有病，这能不被人讨厌吗？

我二哥治病，是治病于病情刚刚发作之时，虽然已经发病，但是病症初发，还不太严重，他就及时地为病人医治了，所以病人就认为他的医术比大哥高，他的名声也比大哥好点，但一般人都认为他只能治轻微的小病，还是认为他的医术不够高明。

而我扁鹊治病，是治病于病情严重之时，因为病人的病症还没有显露出来时，我诊断不出来，初病时我又认为不重要，只有等到病入膏肓，人们在生命垂危时求助于我。一般人看见的都是我在经脉上穿针管来放血、在皮肤上敷药等大手术，我为他们治好了病，人们就认为我可以让病人起死回生，以为我的医术最高明，因此名气响遍全国。"

在这个小故事中，大哥的境界就是"上医治未病"，二哥的境界是"次医治已病"，而名声最大的扁鹊则是"下医治重病"。

扁鹊三兄弟的治疗反映了健康的三个阶段，一是预防，二是治疗，三是救命。

对于任何人来说，健康和长寿都应该是永远追求的梦想和目标，而你如果想在有生之年活得更健康、更愉快，能精力充沛地去做更多有意义的事情，就需要正确地对待个人养生了。

"治未病"其实就是重视养生。养生在古代又称"摄生"、"道生"、"保生"，即通过各种手段调摄保养生命，增强自身体质，增强对外部环境的抵抗能力，使体内阴阳平衡，身心健康发展，延缓衰老，使生命生生不息。

保持生命的健康与和谐，不仅是对自己负责，也是一种对家庭、社会的责任。

健康可以让自己的身体免受疾病的折磨，让自己的心灵充满无限的喜悦与满足，从而更好地创造财富和追求自己的目标，实现事业的成功。一个幸福的家庭需要健康的成员，任何一个人遭遇疾病，都会给其他成员带来痛苦和负担。如果一个国家的人口身体素质下降，那么这个国家也将因此而背负沉重的枷锁，只有国民健康，才能推动经济的发展，提高整个国家的幸福感。

人生与养生是相辅相成的，要想拥有更加美好、幸福的人生，就离不开正确的养生。只有通过养生拥有了健康的身体和健康的心理，才能真正提高生命的质量，更好地发挥生命的价值，创造伟大的事业！

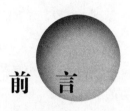

前　言

活到 120 岁的 **理由**

科学理由

1. 按照世界卫生组织的定义：65 岁以前算中年人，65 岁到 74 岁算青年老年人，75 岁至 90 岁才算正式老年人，90 岁至 120 岁算高龄老年人。

2. 按照生物学的原理，哺乳动物的寿命是它生长期的 5 倍至 6 倍。人的生长期是用最后一颗牙齿长出来的时间 (20 至 25 岁) 来计算，因此人的寿命最短 100 岁，最长 150 岁，公认的人的正常寿命应该是 120 岁。

关系价值

1. 人不只具有自然属性，还具有社会属性。

2. 一个人来到这个世界上，是为很多关系而活着的。

3. 你是为带你来到这个世界的父母活着，活到 120 岁，这是你给他们的回报。

4. "身体发肤受之父母"，因此我们要孝顺，就要爱惜自己的身体，活得更加健康长寿。

5. 只有你健康长寿，活到 120 岁，才有能力去赡养父母，让他们得到长寿和健康。

6. 你要为爱人活着，让他们不孤独不寂寞，有人陪伴。活到 120 岁，这是你应该给对方的承诺。

7. 你要为亲朋好友活着，并让他们感到快乐。活到 120 岁，你们还可以在一起做很多事情。

8. 你要为你的孩子活着，让自己健康长寿，减轻他们的负担。

9. 活到 120 岁是为了能更好地感恩生命中那些帮助我们的人。

10. 活到 120 岁是为了能为自己所爱的人付出和贡献。

11. 活到 120 岁是为了能为自己的家人、朋友树立一个健康、向上的榜样。

12. 活到 120 岁是为了能亲眼看到自己的后代过上健康、富足、快乐、幸福的生活。

13. 活到 120 岁是为了让家庭幸福美满。

自我价值

1. 你要为自己负责。健康长寿最大的受益者是自己，活到 120 岁是为了自己。

2. 为了探索这个世界的奥秘，发现这个世界的美好，也要活到 120 岁。

3. 活到 120 岁是为了更加充分地体验生活的酸甜苦辣咸。

4. 活到 120 岁是因为生命本身是一个短暂的过程，我们要尽可能拉伸生命的长度。

5. 活到 120 岁就是使自己每一天都有一些心灵与智慧的增长。

6. 每个人都有梦想，活到 120 岁，就能离自己的梦想更进一步，更好地实现自己的梦想。

7. 每个人来到这个世界上都是有使命的，长寿是为了更好地完成自己的人生使命，不枉人世间走一遭。

8. 活到 120 岁是为了更好地爱自己。

健康价值

1. 给生命最好的礼物是健康，所以活到 120 岁是对自己的健康负责。

2. 追求健康和长寿是人类永远的梦想和目标，活到 120 岁是每个人应有的人生追求。

3. 活到 120 岁是为了让自己的身体健康无病痛，轻轻松松过一生。

4. 活到 120 岁是为了让自己的心理健康无烦恼，快快乐乐过一生。

5. 活到 120 岁能用自己的亲身经历，总结和归纳有效的健康秘诀，让更多人受益。

6. 活到 120 岁是为了身体力行，让更多的人懂得珍惜健康。

7. 活到 120 岁是为了唤醒人们对健康的重视。

8. 活到 120 岁是为人类的健康事业做出自己的贡献。

生活价值

1. 虽然死亡是一个必然会降临的日子，但结果不重要，享受生命的过程才是最重要的，我们要为了让这个过程更加久远精彩而活到 120 岁。

2. 活到 120 岁是为了能走到更远的地方，看到不一样的风景。

3. 活到 120 岁是为了能遇见不同的人，结实更多的朋友。

4. 活到 120 岁是为了能做更多自己喜欢做的事情。

5. 活到 120 岁是为了能更多地看到这个世界的进步与发展。

6. 活到 120 岁是为了感受日新月异的时代变迁。

7. 活到 120 岁是为了更好地体验生活，丰富人生。

8. 活着就是希望。活到 120 岁，用乐观的心态对待世界，你就能体验到别人体验不到的生命意义。

9. 活到 120 岁是为了能看到自己曾经不敢相信的事情变成现实。

10. 活到 120 岁是为了让物质生活和精神生活更好地和谐统一。

11. 活到 120 岁，就是为了更好地活着。

事业价值

1. 人活在世上都有自己热爱的事业，活到 120 岁就能有更长的时间从事自己喜欢的事业。

2. 活到 120 岁是为了能享受自己所创造的富足、充裕的生活。

3. 活到 120 岁是为了多付出一点努力，从而成就更伟大的事业。

4. 活到 120 岁是为了能功成名就，改变自己的命运。

5. 活到 120 岁是为了能有充分的时间，在功成名就之后，回归生活的本真。

6. 活到 120 岁是为了能用辛辛苦苦打拼的事业，改变家族的命运。

7. 活到 120 岁是为了能亲眼看到自己的子孙，成为富人的后代。

8. 活到 120 岁是为了能亲眼看到自己的子孙，把自己的事业发扬光大。

9. 活到 120 岁是为了能用自己所做的事情，给后代子孙树立一个良好的榜样。

社会价值

1. 责任是与生俱来的，活到 120 岁是为了更好地履行自己的社会责任。

2. 活着能创造很多价值，为了彰显自己的生命价值，也要活到 120 岁。

3. 活到 120 岁是为了能用自己的阅历和经验，去教导更多的人如何珍惜自己、热爱生活。

4. 活到 120 岁是为了帮助更多需要帮助的人。

5. 乔布斯说过，活着就是为了改变世界。活到 120 岁，你才有更多的机会改变自己，改变世界。

6. 活到 120 岁是为了对世界多一些付出和贡献。

7. 活到120岁，就是为了更好地融入这个社会，见证并推动社会的进步。

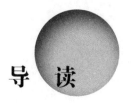

导 读

健康自我检视表：我究竟能活几岁？

预期寿命计算表

目前，中国人的平均寿命为 72 岁，如果您是男性，减 3 岁；女性则加 1 岁。以此为基数，回答下列问题，进行加减。

【心理】

1. 如果您经常感到自卑，－4 岁。

2. 如果您容易抑郁，－2 岁。

3. 如果你是一个固执、钻牛角尖的人，－2 岁。

4. 如果您喜欢冒险，如开快车，－2 岁。

5. 如果您大多数时间感到快乐和满足，＋2岁。

6. 如果您是一个乐观开朗的人，＋2岁。

7. 如果您有坚定的信仰，＋7岁。

8. 如果您有分担烦恼的朋友，＋1岁。

9. 如果您经常紧张、易怒、性急，－3岁。

10. 如果您工作应付自如，生活感到轻松，＋3岁。

【饮食】

1. 如果您经常吃果蔬，＋2岁。

2. 如果您经常吃五谷杂粮，＋2岁.

3. 如果您从来不吃快餐和熟食，＋4岁；如果您每周吃快餐熟食5次以上，－2岁。

4. 如果您很少吃烧烤，＋1岁。

5. 如果您常吃甜食，－1岁。

6. 如果您每天都吃很多，晚上9点之后加夜宵，－2岁。

【睡眠】

1. 如果您睡眠超过10小时，－2岁。

2. 如果您睡眠不足5小时，－2岁。

3. 如果您每天11点之后入睡，－2岁。

4. 如果您经常黑白颠倒，－2岁。

【习惯】

1. 如果您每天抽烟超过2包，－12岁；每天抽1～2包，－7岁；每天抽20支以下，－2岁；

2. 如果您饮用啤酒超过3杯,或含酒精的饮品超过3杯,或4杯白酒,－3~7岁。

3. 如果您体重超过标准5公斤以上，－2岁；超过15公斤以上，－4岁；

超过 25 公斤，－ 8 岁。

4. 如果您已经 40 多岁，每年体检 1 次，＋ 2 岁；40 岁以上女性，每年看妇科 5 次，＋ 2 岁。

5. 如果您一直排便不规律，－ 1 岁。

6. 如果您和家人之间关系和谐、联系密切，和朋友经常相聚，＋ 1 岁。

7. 如果您有养宠物、练习琴棋书画、观赏花草虫鱼的爱好和习惯，+1 岁。

【运动】

1. 如果您每天锻炼一次，＋ 5 岁；如果您每周进行球类、游泳、跑步等运动 5 次，加 4 岁；如果您每周锻炼 3 次，＋ 3 岁；如果您很少锻炼，－ 1 岁。

2. 如果您经常有不良的姿势，－ 2 岁。

3. 如果您已有慢性病或经常得小病，–5 岁。

【婚姻】

1. 如果您超过 25 岁还未婚，男性 － 2 岁，女性 － 1 岁；每增加 10 岁，多减 2 岁、1 岁。

2. 如果您 25 岁之后有配偶并住在一起，＋ 5 岁。

3. 如果您离婚并独居，男性 － 9 岁，女性 － 5 岁。

4. 如果您是女性，不能生育或 40 岁后无子，－ 0.5 岁。

5. 如果您性生活和谐，＋ 4 岁。

【职业】

1. 如果您大学毕业，＋ 1 岁；65 岁身体健康并仍在工作，＋ 3 岁。

2. 如果您经常伏案工作，－ 3 岁。

3. 如果您从事重体力劳动，－ 4 岁。

4. 如果您是专业研究人员，＋ 1.5 岁。

5. 如果您一周工作低于 40 个小时，＋ 2 岁；如果您一周工作 40~60

个小时，＋1岁。

【遗传】

1. 如果您祖父母或外祖父母中有1位活到85岁，＋2岁；4位祖辈都活到80岁，＋6岁。

2. 如果您母亲活到80岁以上，＋4岁；父亲活到80岁以上，＋2岁。

3. 如果您父母中有1人在50岁以前死于中风或心脏病，－4岁。

4. 如果您直系亲属中患有癌症或心脏疾病、糖尿病，－3岁。

5. 如果您直系亲属中有女性近亲死于乳腺癌，女性减2岁。

【环境】

1. 如果您居住在大城市，－2岁；如果您居住在城郊乡镇或农村，＋2岁。

2. 如果您长时间受噪音污染，－1岁。

3. 如果您居住的地方视野开阔、环境优美，＋2岁。

当您回答完以上问题并加减完毕之后，如果您今年30~40岁，再加3岁；40~50岁，加5岁；超过70岁，加6岁，这样就可得出您可能的寿命。

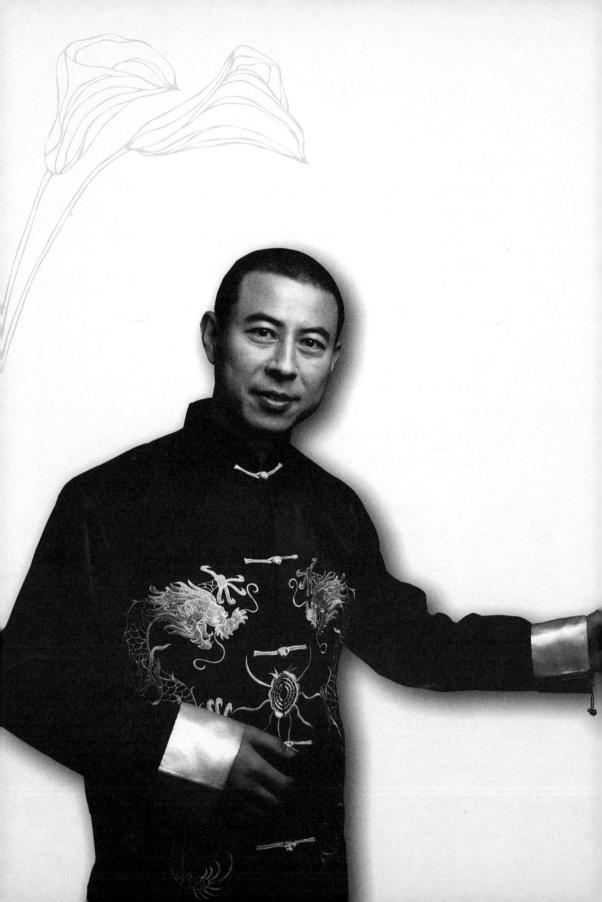

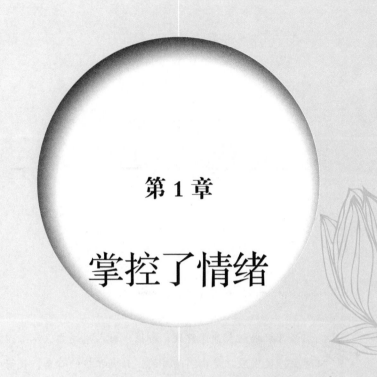

第 1 章

掌控了情绪

就"掌控"了寿命

导　读

我们经常祝福别人身体健康，却很少有人想过要保养心理。实际上，健康应该是由内而外的，只有积极的心态、良好的情绪、健全的心理，才能有好的气色和神态，从而增加身体的健康度。

对养生而言，养心比养身更重要。

中医学传统的观点认为："喜伤心、怒伤肝、忧伤肺、思伤脾、惊恐伤肾。它告诉我们：人的情绪心态和生理功能之间存在着内在的必然联系，良好的心态和情绪可以让人的生理功能处于最佳状态，反之则会引发各种疾病。

如何才能通过控制情绪来控制自己的生命健康呢？本章将一一为你讲述……

小心"乐极生悲"

> 喜则气缓，志气通畅和缓本无病。然过于喜则心神散荡不藏，为笑不休，为气不收，甚则为狂。
>
> ——《医碥·气》

适度的喜悦可以使气血流通，肌肉放松，有助于恢复身体疲劳，也可使得精神焕发，正所谓"人逢喜事精神爽"。

但我们所说的喜是大喜，即过分的高兴和兴奋。

大喜过望、欢喜过度，就会影响到我们的心，损伤心气，乐极生悲说的就是这个意思。

大喜之后，就会使心气动，心气动则精神散而邪气极，从而出现喜笑不休、失眠、健忘、心悸等症状，严重的甚至发疯。尤其是一些心脏不好的人，过度兴奋就会诱发心绞痛或心肌梗死。

《儒林外史》里面曾经讲过"范进中举"的故事：

范进是个仕人，他一直生活在穷困之中。三十年来，他怀着对功名的热切期望不停地进行科举考试。他考了二十多次，屡考屡败，除了人们轻蔑和嘲弄的眼光之外，他什么也没有得到。

最后一次，在他自己都不抱任何期望的时候，却突然接到通知——考中了举人！

当邻居到集上寻他，告诉他已经中举的喜讯，他怎么也不敢相信这是事实。

他爬起来，又拍着手大笑道："噫！好了！我中了！"笑着，不由分说就往门外飞跑，把报录人和邻居都吓了一跳。走出大门不久，一脚踹在塘里，挣起来，头发都跌散了，两手黄泥，淋淋漓漓一身的水。众人拉他不住，拍着笑着，一直走到集上去了。

这就是绝望之后的大喜过望，范进因中举喜极而疯，最后范进最怕的老岳父狠狠打了他一嘴巴，竟然使范进的疯病不药而愈了。

喜极而泣是生活中常有的事儿，而大喜之后发疯就很罕见了。

为什么范进会疯呢？就是因为喜伤心。心藏神，心是主管思维意识和神智活动的。适度的喜悦，会让人心气舒畅，狂喜则会让人神志不清。

为什么他在疯了之后，挨了一个耳光就清醒了呢？

这要从五行学说谈起。

五行学说是中医学独特理论体系的重要组成部分，其认为世界上的一切事物，都是由金、木、水、火、土五种基本物质之间的运动变化而生成的。同时，五行之间是在不断的相生、相克的运动之中维持着协调平衡，推动着事物不断发展变化。

中医用五行学说来研究人体：肝属木，心属火，脾属土，肺属金，肾属水。

同时，中医认为五脏与情志活动相关，即肝志为怒，心志为喜，脾志为思，肺志为悲，肾志为恐。

范进大喜伤了心智，按照中医五行相克理论，水能胜火，以情胜情，故恐能胜喜。

所以，当他受到岳父的突然恐吓之后，狂喜的状态因受到抑制而恢复常态，疯病不治而愈。

《黄帝内经》在开篇就提到"百病皆生于气"，所以人的喜怒哀乐都会影响你的气。

由此可见，喜乐应适度，喜则意和气畅，营卫舒调，过度就会伤身。

人的心态和情绪对自身的健康起着重要作用。任何情绪，都不能超过一个度，哪怕是快乐。心态情绪需要保持平和，犹如人的体温必须保持正常一样。

当然，一般人很难做到"无欲无求"，"不以物喜不以己悲"，我们也没必要如此极端。我们并不是要杜绝各种情绪的产生，而是要勇敢地面对自己，以正确的方式来化解情绪，调气养生。对于任何事情，都应该保持一颗平常心，采取"冷处理"的办法，保持稳定的心理状态，不超过自己的生理承受范围。

生气是在惩罚自己

怒气泄，则肝血必大伤；

怒气郁，则肝血又暗损。

怒者血之贼也。

——《医医偶录》

发怒也是较为常见的一种情绪。

大家可能都有过这样的经验，如果遇到让自己非常愤怒的事情，这个时候就会觉得血往上涌。

这就是"怒则气上"，是指盛怒则肝气上逆，血随气逆，并走于上。

中医讲怒伤肝，肝气宜条达舒畅，肝柔则血和，肝郁则气逆，情绪上的反应与身体息息相关互为影响。"气为血之帅，血为气之母"，气血是相互依存、互为根本的。气行则血便行，气逆则血便逆。

《黄帝内经》上讲，肝脏是藏血的，发怒的时候直接影响到肝脏，肝血、气血往上冲，这样就会表现出面红耳赤。有些人发怒后，经常会感到肋痛或是两肋下发闷，严重者还会呕血，甚至昏倒。这时人已经陷入很危险的境地，严重的还会导致脑出血。

小怒使人气血不和、经络阻塞，脏腑功能失调而致病。

大怒就会导致肝的功能失常，出现气血逆乱的症状，严重则危及生命。

另外，人在发怒时情绪激动、心跳会加快、血压会增高，还容易诱发胃溃疡、高血压、冠心病、精神性疾病的发生。

所以，凡是有肝病的包括肝炎、肝硬化、肝硬化腹水、胆囊炎、胆石症、肝癌等的患者，以及有心血管方面疾病的人一定要更加注意调控自己的情绪，不要生气和发怒。

在《三国演义》的小说中，有"诸葛亮三气周瑜"的故事：

周瑜是吴国的大将军，很有才华，而蜀国却有一位足智多谋的诸葛亮，常常把周瑜比下去。周瑜本又是个心胸狭窄之人，忍受不了别人比自己强。他曾说过一句话："既生瑜何生亮？"意思就是既然生了我周瑜，何必再生诸葛亮？

而诸葛亮又成为他生命中无法绕开的人。

诸葛亮一气周瑜时，就使得他在夺取曹仁据守的南郡时失利受伤，而诸葛亮趁机夺取南郡等地。

诸葛亮二气周瑜时，让周瑜中了埋伏，还让士兵高唱"周郎妙计安天下，赔了夫人又折兵"嘲讽周瑜，让周瑜气得吐血。

诸葛亮三气周瑜时，刘备向东吴借取荆襄九郡，图谋发展壮大，东吴三番五次要求其归还荆州，刘备和诸葛亮却以攻取西川后必还荆州为由拒绝东吴的要求，却又迟迟不攻取，此举令周瑜气急败坏，遂想出了名为过道荆州帮助刘备攻取西川实则攻取荆州之计，不想却被诸葛亮识破，使得吴军被围，周瑜气急又加之旧伤复发，最终不治身亡。

这就是典型的因为生气而损害生命的事例。愤怒是情绪反应中最极端的一种不良反应。愤怒的人往往失去理性，没有很强的自我意识，对外来的刺激往往不加思索地全盘接受，并凭借一时的冲动而做出伤害自己的事情，所以生气惩罚的不是别人，而是自己。

正如《黄帝内经》中所说："喜怒不节则伤肝，肝伤则病起，百病皆生于气矣。"

但是很多人又会问了："我们其实也知道气大伤身，但是人非神仙，遇到愤怒的事情刺激到自己，还是无法控制自己的情绪。如何才能不生气呢？"

我们先来看看这个故事：

日本江户时代有一位著名的禅师。

一位信徒觉得自己天生情绪暴躁，但苦于不知道如何改正，便前来请示禅师。

禅师听了对信徒说："你把你天生暴躁的情绪拿出来，我帮助你改掉它。"

信徒回答说："不行啊，我现在拿不出来，但是一碰到那些让我愤怒的事情，就会压不住火，天生的暴躁情绪就会出现。"

禅师回答："这个情形倒是很奇妙。如果你现在没有，只是在某些情况下才脾气暴躁，那么就证明不是天生的，而是你在和别人争执时自己造成的。现在你却把它说成是天生的，把自己情绪的过错推给上天和父母，未免有些不公平。"

禅师的这番话让信徒茅塞顿开，他终于明白过来，从此开始学会用意志去克制自己的坏脾气，再也不轻易发怒了。

人活在世上，要想一次也不生气是很难的，但如果想珍惜自己的健康和身体，就必须学会理性地控制自己。

比如，在遇到愤怒的事情时，可以念几遍《不气歌》自我排解，在细细品味的过程中从中受益：

世上万物般般有，哪能件件如我意。

为了小事发脾气，回想起来又何必。

他人气我我不气，气出病来无人替。

生气分泌有害物，促人衰老又生疾。

看病花钱又受罪，还说气病治非易。

小人量小不让人，常常气人气自己。

君子量大同天地，好事坏事包在里。

你也可以在想发脾气时，提醒自己放松三分钟，做深呼吸五次，多喝几杯水，当你做完这些，很多脾气也就排遣出去了。

转移情绪也是一个很好的办法，先放下让你生气的事情，想点高兴的事，做点自己喜欢的活动。比如听听美妙的音乐、看看喜欢的图画、欣赏美丽的风景、在雨中漫步、在湖边钓鱼、在海边远眺等等，这样你就会不自觉地重新建立新的兴奋灶，抑制皮层原来生气所致的高度兴奋的兴奋灶。

中医认为，肝五行属木，情志主怒，故有以情胜情。五行中金克木，金在脏为肺，肺的情志悲，抑郁或过于愤怒均为伤肝。抑郁患者可以用哭来宣泄自己长期压抑之情绪，尤其在今天，工作、社会、家庭等压力罩在了白领、中年人士身上，故可用情绪哭来调节抑等肝方面之病。

当然，最根本的还是锻炼自己乐观豁达的心态，多发现生活中的美好，不斤斤计较，做一个快乐、善良、宽容、淡泊的人。当你懂得感恩，并能不断帮助别人时，就会从中得到快乐，很多原本会让你生气的事情都会变得不重要。

悲忧 是伤害自己的 "毒药"

> 悲则气逆，膹郁不舒，积久伤肺。
>
> ——《医醇剩义·劳伤》

很多人都有所了解，经常忧伤或者悲哀的人，他的身体大都不是很健康。

但很少有人知道其中的原因。

其实，这也是情绪影响健康的一种表现。

《素问·举痛论》说："悲则心系急，肺布叶举，而上焦不通，营卫不散，热气在中，故气消矣。"

忧伤是与肺有着密切关系的情绪，人在忧伤时，会使肺气抑郁，出现气短、干咳、喑哑，甚至咳血等症状。

悲是忧伤的进一步发展，表现为面色惨淡、神气不足，都会伤及到肺。

中医认为肺主皮毛，所以悲伤还可能会伤及你的皮肤，导致荨麻疹、牛皮癣等皮肤病。

《红楼梦》中的林黛玉就是忧和悲的典型。

在宝玉的眼中，林黛玉的外在形象是这样的："两弯似蹙非蹙笼烟眉，一双似喜非喜含情目，态生两靥之愁，娇袭一身之病。泪光点点，娇喘微微。娴静似娇花照水，行动如弱柳扶风。心较比干多一窍，病如西子胜三分。"

"两靥之愁"、"一身之病"、"泪光点点"、"娇喘微微"，从她的外在形象，我们就不难看出林黛玉的柔弱和凄美。

黛玉是一个多愁善感的女子，她寄人篱下，体弱多病，和宝玉相好却无人替她做主，于是处处小心翼翼，经常感叹自己的身世，甚至看见花儿落了，都要葬花。在她葬花之处，还吟出"一朝春尽红颜老，花落人亡两不知"的悲凉诗句，把自己悲伤的情绪和性格表现得淋漓尽致。

整日郁郁寡欢的林黛玉，悲悲切切，很容易造成肺气的闭塞，使肺功能遭受损害，所以林黛玉的身体不好和她的性格也有一定关系。看过《红楼梦》的人都知道，林黛玉经常咳嗽，患有肺病，严重时经常咳出血来，最终因此而离开人世。她的悲伤性格决定了她的悲剧人生，由此可见，悲伤真的是一种"毒药"。

在我们的生活中，"忧悲伤肺"的例子并不少见，比如有个女孩喜欢上了一个男孩，但是她的家人不同意他们在一起。如果她一直悲伤下去，那么久而久之就会咳嗽，甚至吐血。

那么怎么办呢？

《易经》认为，火克金，心属火，肺属金，心火自然克肺金，所以喜胜悲。因此只要家人遂了女孩的意愿，让她和男孩在一起，她的病可能就好了。因为肺主一身之气，如果肺好了，那么和肺有关的全身功能就好了。

所以，治疗这类疾病，并不能单纯地靠吃宣肺的药物，还需要心理治疗，让自己保持健康和愉悦的心情，培养自己乐观和积极的心态，注意休息，开阔胸襟，给自己以良性的心理暗示，减缓不良情绪对人体的影响。

我曾经听说过这样一个故事：

有一个人，听说有个国家的人民多遵从孝道，信仰佛法，而且善于修道，供养佛法僧三宝，他心中十分向往，便去了这个国家修学。

到了这个国家，他看见田间有父子二人正在耕地。忽然，一条毒蛇把儿子咬死了，而这位父亲竟然和没有发生这件事情一样，接着干活。

这个人感到不解，便上前询问原因。

这位耕种者说道："生老病死及万物成败，乃人世间的自然规律，忧愁悲伤又有什么用呢？如果因为忧伤饭也不吃，觉也不睡，农活也不干，这和死人又有什么区别呢？那么活着就失去了意义。你路过我家时，请替我捎话给家人，说儿子已死，不用准备他的饭了。"

这个人心里很不是滋味，心想："这个人可真无情，儿子被蛇咬死，竟然不悲哀，反而还想着吃饭。"

他来到耕种者的家，见到了那个人的妻子，便将这件事情告诉了她。

没想到他的妻子也是一样的态度："人活在世上，随缘而来，随缘而去，我的儿子也是一样。"

这个人怀疑自己是不是走错了国家，他心想："不是说这个国家的人慈爱孝顺、供奉三宝吗？怎么碰上的竟是这等没有人性的人。"他决定去请教伟大的佛陀。

当他把在路上所见之事向佛陀禀告之后，佛陀向他说道："有缘人，这些人看似不可理解，但他们是真正明白人生事理的啊。他们知道人生无常，伤心悲伤都无济于事，所以能正视人间的悲观离合和自然规律，也就没有了悲伤和哀愁。很多尘世之人无法明白生死无常的道理，等到失去一发生，便痛苦悲哀，甚至痛不欲生，无法自制。世间很多人被贪嗔痴三种烦恼困扰，不能自拔，如果能明白人生无常的道理，那么就不会被悲伤缠身。"

佛陀的话让这个人恍然大悟，很多生命中的痛苦是无法回避的，我们应该面对它，认识它，超越它，不要悲春伤秋，让这种情绪伤害自己的身体，浪费自己的生命。

我们都是平常人，无法达到佛陀的境界，也不可能做到无悲无喜。但既然明白了这个道理，我们就应该学会控制自己的情绪，在遇到悲伤的事情时，多想开一点，可以多参加一些旅游、爬山等活动，多看一些积极健康的书籍，多看多听一些小品、相声，多欣赏一些正能量的艺术作品，多看看这个世界的美好，舒缓自己的情绪。

　　要知道，一个人的情绪是会影响别人的，如果你终日摆出一副愁云满面的样子，悲悲戚戚，那么周围的人心里也不会舒服。如果你能用更加积极乐观的心态去面对生活中的一切，那么也会影响到别人，让那些身处悲伤情绪中的家人、朋友变得更加健康，更加顺畅。

　　所以，我们要让忧郁、惆怅、悲伤等情绪远离自己，更加健康地去生活，也给别人带去健康和快乐。

"思" 有时候真是一种病

> 心为神明之府，有时心有隐曲，思想不得自遂，则心神拂郁，
> 心血亦遂不能濡润脾土，以成过思伤脾之病。
>
> ——《医学衷中参西录·资生汤》

我们会经常看到这样的新闻，很多白领，尤其是用脑过度的高级工程师、程序员、大学教授等职业从事者，会突然地生病甚至猝死。

这就是过度思考导致健康出现了问题。

《黄帝内经》认为，脾在志为思，过思则伤脾。

《医述·卷七》说："思则气结，结于心而伤于脾也。"

《琉球百问·琉球原问》说："思虑过多，脾血必耗。"

思有思考、思虑的意思，其实一个人懂得思考是好事，有点心事也是比较正常的，对身体不会有什么影响，但我们这里说的是思虑过度的情况。一个人如果思虑过度，精神过多地集中于某一件事物，就会使体内的正气停留在局部而不能正常运行，导致"思则气结"、"过思伤脾"。

当脾的升降功能失常时，就会导致食欲大减，饮食不化，消化不良，产生腹胀、便溏等不适。

此外，脾伤则气血生化乏源。因此，思虑过度还会出现心神不宁、失眠、神经衰弱等问题。

相信这种情况在生活中并不少见：每当我们碰到一个棘手的问题，或是遇到瓶颈和困难时，百思不得其解，吃东西就会索然无味，睡觉也

睡不安稳。

比如，很多高三的学生在临近高考的时候，就会吃不好、睡不香，这就是思虑太过导致的焦虑情绪。所以，要想更好地学习，开发智力，除了正确地补脑用脑之外，还应该健脾益智，这时可以多吃一些山药、芡实、香菜以及一些豆类食物。

"思伤脾"的问题在从事脑力劳动的知识分子中也很普遍。对于那些从事体力劳动的人，一到吃饭时肯定狼吞虎咽，吃得格外香，因为他们并没有多余的思虑，累了、饿了就吃饭，而一些从事脑力劳动的人，思考的事情特别多，一到吃饭的时候还在想其他的事情，不管吃什么都味同嚼蜡。这就是因为过思伤脾，脾胃不"干活"了，自然就没胃口了。

当然，"思"是广义上的，不只包括用脑思考，还包括精神情感上的高度专注和执着，比如思念。

当我们过度思念某一个人时也会遇到同样的情况，茶不思夜不寐，导致自己日渐消瘦。

宋代女词人李清照在 18 岁时和赵明诚结婚，婚后二人情投意合，过着幸福美好的生活。但好景不长，两人两地分居，饱尝相思之苦。在一年重阳节的时候，李清照就作了那首著名的《醉花阴》寄给在外做官的丈夫："薄雾浓云愁永昼，瑞脑消金兽。佳节又重阳，玉枕纱厨，半夜凉初透。东篱把酒黄昏后，有暗香盈袖。莫道不销魂，帘卷西风，人比黄花瘦。"

由于天天思念丈夫，吃不下饭，脾胃虚弱导致不能正常地消化吸收人体所摄入的物质，所以才"人比黄花瘦"。

如何解决"思伤脾"的问题呢？

我们依然从中医五行的角度出发。在五行中，肝属木，在志为怒；脾属土，在志为思，所以解决思伤脾的最好办法就是以怒胜之。

一个人在思考一件麻烦的事情时，很容易变得烦躁，容易发脾气，这时一定要把心中的怒火发泄出来，不要憋在心里，这样才能克制过度的思虑。

传说战国时代的齐闵王患了忧郁症，请了一位名医文挚前来诊治。经过详细诊断，文挚对太子说："齐王的病可以治，但只能用激怒他的方法才能痊愈，但是如果我激怒了齐王，他肯定要把我杀死的。"

太子听了这话，对文挚说道："你放心，只要能治好父王的病，我和母后一定保证你的生命安全。"文挚只能应允。

当天，他就和齐王约好了看病的时间，结果第一次文挚没有来。没办法，文王又和他约了第二次，没想到他又失约了。二次没来又约第三次，同样失约。

齐王见文挚连续三次失约，非常恼怒，痛骂不止。过了几天文挚突然来了，却礼也不见，鞋也不脱，就上到齐王的床铺上问疾看病，而且说一些粗话野话激怒齐王。

齐王忍无可忍，起身大骂文挚，一怒一骂，郁闷一泻，齐王的忧郁症也好了。很可惜，文挚治好了齐王的病，太子和他的母后却没有保住文挚的性命，齐闵王还是把他杀了。

但文挚根据中医情志治病的"怒胜思"的原则，采用激怒病人的治疗手段，治好了齐王的忧郁症，给中医史上留下了一个心理疗法的典型范例。

我们应该明白，懂得思考是好事，思念也是感情的一种表现形式，但不管是工作还是感情，都要学会适当地放下，不钻牛角尖，不陷入思维定式，不过分执着，尤其不要让无休止的思虑给自己的心灵增加不能承受的负担；不管再大的事情，我们都要继续生活，坦然面对一切，也许峰回路转，你会发现不一样的风景！

恐惧 只是自己吓自己

> 恐惧而不解则伤精，精伤则骨酸痿厥，精时自下。
>
> ——《灵枢·本神》

　　在现实生活中，很多人都或多或少有自己惧怕或者恐惧的事情，比如有的人害怕蛇、狮子、老虎等动物，有的人害怕打雷、闪电、着火、地震等灾害，有的人害怕生病、考试、失恋等问题。

　　在一般情况下，恐惧是人体的一种正常反应，不会对机体构成危害，而且在一定程度上，正是因为有对危险事物的本能恐惧反应，人在遇到危险时才能及时逃避，避免受到伤害。

　　但是，如果惊恐过于强烈，或者持续时间过长，超过了一定限度，恐惧也会成为一种致病因素，对身体造成危害，严重时还可能导致丧命。

　　《素问·五运行大论》："其志为恐，恐伤肾，思胜恐。"

　　《素问·举痛论》说："恐则精却。"

　　中医学认为，肾在志为恐。肾藏精，恐惧过度，会耗伤肾的精气，出现大小便失禁、遗精、滑泄、堕胎早产等，严重的会导致精神错乱、癫病或疼厥。

　　在民间流传着这样一个故事：

　　村子中一户人家的小孩偷偷跑到庙里去玩耍，他把别人供奉的点心拿回来向妈妈炫耀。

妈妈很生气，开始吓唬孩子："你这么淘气，偷走了佛祖的东西，冒犯了上天，晚上会有鬼怪来抓你！"

小孩子被吓到了，晚上不敢入睡，好不容易睡着了，却尿了床。

连续几天，这个孩子都是在这样的恐惧中度过的，每天晚上都要尿床。

妈妈很担心，于是请来了大夫为孩子看病。

在了解了事情的来龙去脉之后，大夫对孩子说："你不要怕，我们再拿一些点心给佛祖送去就没事了。"

于是，大夫带着孩子，拿着点心再次去了庙里。

回来之后，孩子的情绪大好，不再害怕，尿床的事件也没发生了。

很多人，尤其是小孩子都会有这样的情况，在极度害怕的时候，就会想要上厕所，这就是一种恐则气下的表现。恐伤肾，小孩的脏腑发育不完全，过度害怕就会影响到肾的生理功能。

另外，太紧张也会影响肾脏的功能。很多学生在考试前会想要上厕所，很多人在演讲或者出席重大场合的时候，紧张时也会想要上厕所，这也是肾的功能受到紧张情绪影响的反应。

恐惧、紧张等情绪对老年人危害是最大的。如果老年人长时间恐惧不安，就会加快自己的衰老速度，对健康造成很大的威胁。

我们经常看到这样的老人，本来生活得很快乐和幸福，但因为身边有的人生病或者去世，就会变得不安、恐惧、怕死，整日忧心忡忡，担惊受怕，生怕下一个就是自己。

也有的人只是有一些小的疾病，但是却疑神疑鬼，感觉自己得了不治之症，或者认为家人在故意隐瞒病情，吃不下饭睡不着觉，以至产生哪里都不舒服的错觉。

其实，在很多癌症病人中，有三分之一是被吓死的。很多人在获知患癌后极度恐惧，性格变坏，失去求生欲望。对癌症和死亡的恐惧，会使得他们丧失对生活的信念，无论在生理上还是心理上都会促进癌细胞的繁殖，加速病情的恶化。

　　某单位年度体检，一位正常的人被误诊为"肺癌"，当他看到自己的体检报告之后，马上瘫倒在地，被送进了医院。他不吃不喝，拒绝搭理任何人，也拒绝任何治疗，不到一个月，整个人的状态特别不好，瘦得只剩下皮包骨头。当被告知是误诊时，他仍然不相信，认为大家都在骗自己，而且确信自己已经病入膏肓无药可治，整天躺在床上浑浑噩噩，一言不发，等待死亡，最后真的在抑郁和恐惧中而死。

　　可见，恐癌比肺癌更可怕。如果你在情绪上患了"癌症"，那么会比身体上的癌症伤害更大。

　　所以，为了自己的身心健康，我们要提高对过恐危害的认识，学会战胜自己的恐惧。因为你要知道，恐惧本身并不能解决任何问题，如果恐惧程度过重，只会使问题变得更加严重。

　　首先，我们要锻炼自己的勇气，避免自己吓自己，消除一些不必要的紧张情绪。

　　其次，我们要学会避开让自己恐惧的事情。如果胆小就不要看恐怖片寻找刺激，尤其是一些患有高血压、冠心病、失眠等疾病的人，更应该避免一些恐惧因素。

　　再次，暗示也是治疗恐惧的一种方法。下面这个就是运用暗示疗法巧妙解除病人恐惧，从而使疾病痊愈的案例。

　　在《古今医案按·诸虫》中记载过这样一个故事：

　　有一个人喝醉了酒，然后喝了生了小红虫的水。酒醒之后，他非常恐惧，怀疑自己生病了。

　　医生将红线剪成蛆状，又放了两粒巴豆和饭一起捣烂，然后加入红线做成丸，让这个人服下。

吃完这个"药"之后，医生让这个人大便于盛水的便盆里，他看到红线在水中浮动，以为是自己喝下去的小红虫，于是病就治好了。

另外，从中医五行上来说，思可以胜恐。

中医认为，恐为肾志，思为脾志，因土能克水，而肾属水，脾属土，所以可用"思"来治疗各种由"恐"引起的疾患。

金元时期，有一位叫张子和的名医曾治疗过一位女病人。

这位妇人在外曾经遭遇纵火抢劫而受惊过度，极度恐惧。从此之后，只要听见一点响声，就会被吓到，甚至晕倒。

家人尝试各种药物治疗都无济于事，被迫在家行动都蹑手蹑脚，不敢发出声响。

张子和认定其是被惊恐所伤，遂采用"思胜恐"来治疗。

他让两个侍女抓住病人的手，按在椅子上。

在她的面前放上一个小桌子，然后用木块使劲敲打桌子。

病人大惊失色，张子和便向其解释道："我用木块敲打桌子，你有什么可怕的呢？"

病人稍微平静一点之后，张子和继续敲击一次。

每敲击一次，病人的惊恐就会少一些。

之后，他又吩咐别人用木杖击门，叫人在她背后敲击窗户……

慢慢地，病人逐渐安静下来。

当天晚上，他又派人敲击病人的窗户，病人也逐渐习惯，不再恐惧。

之后，这位妇人即使听到打雷也不再害怕了。

最后，冥想、深呼吸、听音乐、运动都是化解恐惧的一些方法。

在平时的生活中，我们可以有意识地做一些深呼吸、冥想活动。

在安静的环境中，闭上双眼，想象自己置身在一个舒服的环境中，做着自己想做的事情，让自己的思绪自由飞翔，就能减缓焦虑和恐惧情绪。在这个过程中，也可以听一些舒缓、优美的音乐，想象音乐所展现的意境，慢慢地也会变得平静。

运动也可以提升一个人的意志力。当你在奔跑、跳跃等过程中，随着肢体的运动，你的情绪会逐渐高涨，精力也会更加旺盛，整个人都会变得很有活力，出汗也会让你身体轻盈、心情舒畅。尤其是那些容易恐惧和抑郁的人，经常运动能改变你的心态，缓解你的不良情绪，让你对生活充满期待和热情！

陆

不要活得 "提心吊胆"

> 惊者，心与肝胃病也。然则因所触，发为惊者，虽属肝胃，受其惊而辄动者，心也。故惊之为病，仍不离乎心。
>
> ——《杂病源流犀烛·卷六》

任何一种情志的过激都可能导致脏腑功能失调，作为情志之一的"惊"当然也不例外。

《素问·举痛论》说："惊则心无所倚，神无所归，虑无所定，故气乱矣。"

《济生方·惊悸怔忡健忘门》说："夫惊悸者，心虚胆怯之所致也。且心者君主之官，神明出焉，胆者中正之官，决断出焉。心气安逸，胆气不怯，决断思虑得其所矣。或因事有所大惊，或闻虚响，或见异相，登高涉险，惊忤心神，气与涎郁，遂使惊悸。"

《三因极一病证方论·卷七》说："惊伤胆者，神无所归，虑无所定，说物不竟而迫，故经曰：惊则气乱。"

中医上所讲的"惊则气乱"中的"气"指的是气机，人受到惊吓会引起机体气机紊乱，进而对脏腑功能造成损伤。

说到"惊"，很多人会和"恐"产生混淆。其实，惊和恐是有一定区别的，惊是指遇到突然的、意外的、强烈的刺激，常为自己所不知之事。恐则指恐惧过度，常为自己已知之事。当然，二者也有一定的联系，惊后就可导致恐惧，恐者每遇事则容易受惊。

具体说到"惊"，其对五脏的心和六腑的胆伤害最大，我们常说的"心惊胆战"就是描写这种情况。

在生活中，每个人都有过受惊的经历，突然遇到意外，心理上骤然紧张，受惊之后表现为面容失色、目瞪口呆、冒冷汗、肢体僵硬，或手中物品掉落，大声惊叫，严重者出现心悸怔忡、精神错乱、惊厥等。

因受惊引起的心慌，称为心悸，但没有受惊，也常常心慌，就称为怔忡，比心悸的病情更严重。

中医有一个病叫做"心虚胆怯"，病人往往很容易受惊，甚至疑神疑鬼，睡眠不好，有时还容易做恶梦。

东汉末年史学家应劭博学多才，其著作的《风俗通义》中，就讲到过那些疑神疑鬼、惊恐至疾、自我伤身的人。

这是一件发生在他自己家里的故事：

应劭的祖父应郴曾在河南汲县做县令，有一天，应郴请县衙主管文书办理事务的主薄杜宣喝酒。杜宣喝了一口酒，正准备把杯子放到桌上的时候，突然看见杯子里漂着一条小蛇，心里就有点抵触和恐惧，不过由于是上级赐酒，又不得不饮，只能勉强喝了这杯酒。

回去之后，杜宣就觉得胸腹甚痛，气力衰败，不能进食，于是大病不起。家人为他遍访名医，但仍然不能治愈。

后来，县令应郴派人去他家里看望他，问他为何会得此病。

杜宣便把县令赐酒，杯中有蛇被他喝下去的事情说了一遍。

应郴听了之后，急忙回到自己的家中，仔细观察，追究事情的原委。

他发现家中的北墙壁上悬挂着一张弓，他这才明白杜宣看到的蛇就是这张弓的影子倒映在酒杯里的缘故。

于是，他派人慢慢扶着车子把杜宣载回自己的家中，还在原来饮酒的地方设酒。他让杜宣看清楚墙上的弓，又看清楚了杯子上的东西。

杜宣这才知道是怎么一回事。当他明白杯子里并没有小蛇的时候，心情豁然开朗，疑团突然解开，长久而严重的病顿时就好了。

七情六欲，超过了一个限度就会伤身，而惊恐疑虑对人的伤害更大。尤其是对于孕妇而言，惊能动心伤胆，使得心胆气乱，影响胎儿，造成先天性的癫痫病。

俗话说疑心生暗鬼，对这样的人，除了药物治疗为其安身定志之外，还应该进行心理治疗，培养其健康的心理。

而我们既然了解了惊伤心胆的知识，也应该有意识地锻炼自己的胆量，增加自己的心理承受能力，学会控制情绪，而不是让情绪控制你。

歌德是德国伟大的诗人和剧作家，也是一位长寿者。

歌德喜欢体育运动，他的体育项目很多，散步、击剑、游泳、骑马、登山都是他锻炼身体的重要形式。他饭后常到大自然散步，呼吸新鲜空气；他经常外出旅游、登山，在80多岁的时候第三次登上过伊尔美瑞的吉息尔汗山。

除此之外，他的长寿秘诀还离不开自己的性格。

歌德宽容和蔼，猝然临之而不惊，无故加之而不怒，他的情绪从来不受外界的干扰，总能做到平静自若。

由此可见，一份好的情绪对于长寿是多么的重要！消极的心态和情绪就像是潜伏在身体里的毒素，当毒素越来越多，超过身体的承受极限时，就会产生病变。

俗话说，下士养身，中士养气，上士养心。在中医看来，养心是养生的最高境界，是养生的核心和关键。所以，我们更应该学会给情绪排毒，学会养心，身心健康才是真正的健康，正如马克思所说："一种美好的心情，比十副良药更能解除生理的疲惫和痛楚。"

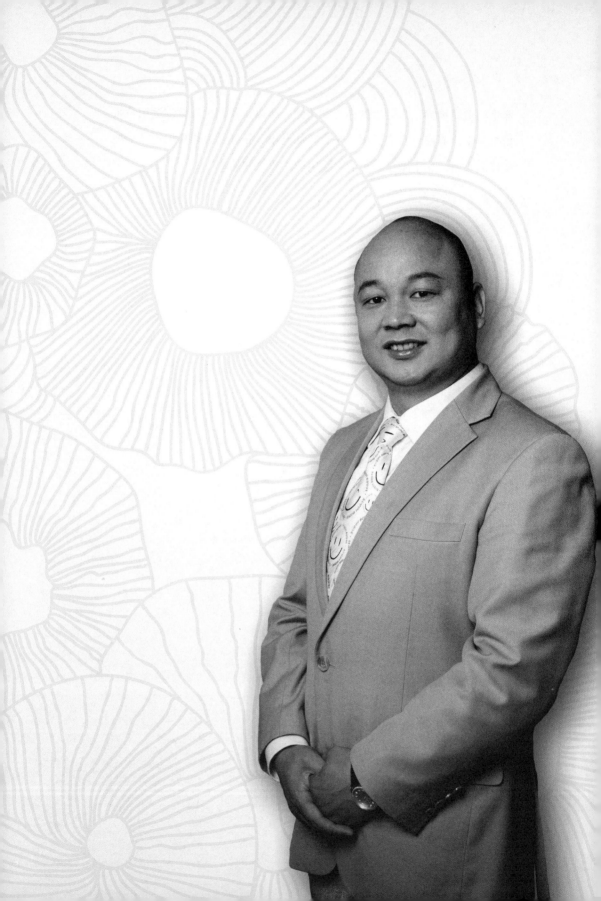

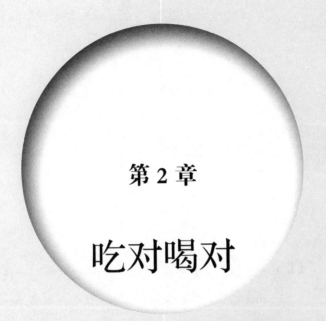

第 2 章

吃对喝对

才能长命百岁

导　读

"养生之道，莫先于食"、"民以食为天"、"饮食不可一日废之"，这些古语都证明，饮食是人类维持生命的基本条件之一。

每个人的一生都要吃掉大量的食物。据统计表明，一个人在60年间新陈代谢的物质大约相当于自己成年标准体重的1000倍！一个人从生命的孕育到终结，其寿命的长短、身体的素质都与饮食有着密切的联系。

爱迪生在20世纪初就曾说过："未来的医生将不再给病人提供药物，而是引导病人关注饮食结构、饮食的保养及疾病的起因和预防。"

既然饮食是养生的重要环节，那么，你知道如何利用食物的营养来预防疾病吗？你知道怎样的饮食才是健康合理的吗？食物又与我们的五脏有着怎样密不可分的关系呢？

这一章的内容，将给到你想知道的答案。

做一个 "杂食主义者"

> 五谷为养，五果为助，五畜为益，五菜为充，气味合而服之，以补精益气。
>
> ——《黄帝内经·素问》

由于现代人们的生活水平大幅提高，很多人每天都是大鱼大肉，导致年纪轻轻就患上"三高"，有的人胖得走上两步就气喘吁吁，有的甚至还因此导致多种疾病的产生。

很多人之所以没有一个健康的身体，是因为没有保持一个好的生活习惯。

研究表明，五谷杂粮可养五脏，自古以来就有"一谷补一脏"的说法。古代的"五谷"是指稻、麦、黍、稷、菽五种粮食作物。如今，"五谷"已经泛指各种谷类、豆类等，俗称"五谷杂粮"。

《黄帝内经·素问》中就提出了"五谷为养，五果为助，五畜为益，五菜为充，气味合而服之，以补精益气"的饮食调养原则，同时也说明了五谷杂粮在饮食中的重要地位，其不仅可以充饥，更是补益五脏、调养脾胃、食疗养生的好食材。

从前，有三个好朋友甲乙丙一起聊天，他们觉得人生是如此美好，都想延年益寿，去享受这美好的幸福生活。

于是，三个人决定一起去山里拜访两位百岁老和尚，向他们讨教一些长寿秘方。

三个人来到了第一座庙里，和尚们热情接待。

终于，到了吃饭的时候，三个人心里暗想："我们是远道而来的客人，晚上一定会好酒好菜招待我们吧，待饭后再好好地向老人讨教长寿之道。"

开饭了，和尚们端上一盘盘的素菜粗粮，并有几位老人作陪。席间，老人很客气地说："不好意思，我们这里只有这样的饭菜来招待客人，实在不成敬意，大家多多担待。"

三个人心里多少有些不爽，长途跋涉才走到这里，肚子里的馋虫已经在叫了，而这些根本无法满足他们的胃口，但毕竟是来请教的，所以三个人面面相觑，谁都没有多说什么。

饭后，他们向老人讨教长寿的秘诀，老人笑了笑，说："我们出家人，只是终年劳作，用杂食充饥而已，而这些正是我们长寿的秘方，素菜杂食虽然在你们看来太过普通，但却能保健延年。"

三个人这才明白其中缘由。

的确，素食斋饭是佛教长寿的秘诀之一。我国佛教提倡素食，忌荤戒腥，只吃五谷、豆类、蘑菇、蔬菜、鸡蛋等。

从现代营养学角度来看，佛教的斋饭更符合营养学的理念，它不仅有足够的蛋白质、维生素、热量、微量元素等，而且素食的脂肪、胆固醇含量低，更有利于人体的健康。

不仅如此，在佛教看来，我们所吃的食物，由于性质不同，对人体也会产生不同的影响。素食能创造一个纯净的身体及神经系统，让我们的身体变得健康、纯洁、轻松、富有活力。

可以说，饮食是我们的第二父母，因为它滋养了我们的身体，所以我们应该感恩所有的粮食。

很多人喜欢吃大鱼大肉，但我们身体的DNA并不能完全接受这些，而植物蛋白是我们可以接受的，所以平时多吃五谷类食物对身体的健康很有益处，可以增加纤维素的摄入，加强胃肠道的蠕动能力，促进身体排毒。

当然，除了那些坚定的素食主义者，对于很多人来说，一点儿也不吃肉是很难做到的，而且肉食也是人类膳食结构中的一部分。从营养均衡的角度来看，素食者如果不善于搭配食品，很容易造成营养不良。尤其对于一些发育中的小孩子，你只让他吃素，无法提供成长必需的养分，也会影响小孩的发育，肯定是行不通的。

所以，我们反对那些只偏爱肉食、不食素食的"完全肉食主义者"，但也不提倡视肉类为洪水猛兽的"完全素食主义者"，我们的饮食理念是"轻荤重素""平衡饮食"，做一个"杂食主义者"。

这是长寿的第一个要点，而五谷养生就是平衡饮食的第一步。

很多人都知道，亚洲的"食物金字塔"最好，而金字塔的基础就是五谷杂粮。下面我们就介绍几种常见的五谷杂粮及其功效。

第一，玉米重养胆。

玉米含有很高的纤维素，丰富的不饱和脂肪酸，可以加速肠道蠕动，降低胆固醇吸收，对冠心病、动脉粥样硬化、高脂血症及高血压等都有预防和治疗作用。据美国医学会的调查，印第安人很少患有高血压、动脉硬化，原因就是他们经常吃老玉米。

此外，玉米还具有防癌治癌、恢复青春、延缓衰老的功能。

玉米既可以做菜，又可以煮熟了直接吃，此外还可以作为零食来吃。

但对于脾胃虚弱者，食用易腹泻者，忌食玉米。

此外，还应该注意玉米不能和田螺一起食用，而且玉米一次不能食用过多。

第二，小米重养脾。

小米的生发性最强，是五谷之首，也是五谷中营养最全面的。脾胃是后天之本，脾胃调和，其他的内脏才有营养来源。因此，养脏先养脾。

小米含有多种维生素、氨基酸、脂肪和碳水化合物，营养价值较高，尤其是胡萝卜素和维生素 B1 的含量更高。

中医认为小米味甘、咸，入肾、脾、胃经，食小米有利于调理脾胃，防治呕吐，滋阴养血，安神安眠。

《本草纲目》中就有记载，小米能除湿、健脾、镇静、安眠。

由于小米不需精制，它极好地保存了自身的营养成分。小米最常见的做法是熬粥，可以与各种粗粮搭配，做成不同口味的粥，有着很好的营养和药用功效。

小米适合人群很广泛，一般人均可食用，尤其是老弱病人、孕妇等脾虚体弱的人，小米可谓是最理想的进补上品，可补中益气、延年益寿。

第三，绿豆重养肝脏。

绿豆含有多种维生素及钙、磷、铁等矿物质，它不但具有良好的食用价值，而且具有非常好的药用价值，有"济世之良谷"的说法。

绿豆的营养价值超高，可以说浑身都是宝。绿豆粉可以治疗疮肿烫伤，绿豆皮可以明目，绿豆芽可以解酒。

《黄帝内经》说，肝居东方，其色青，主生发。现代人工作压力大，生活没有规律，熬夜、喝酒、吃肉都会对肝功能造成损害，而绿豆味甘、性凉，归心、胃经，具有清热解毒，利尿，消暑除烦，止渴健胃，利水消肿之功效。夏季常喝绿豆汤，不仅能增加营养，还对肾炎、糖尿病、高血压、动脉硬化、肠胃炎、咽喉炎及视力减退等病症有一定的疗效。

绿豆虽然很好，但因其性寒凉，并不适合所有的人，素体阳虚、脾胃虚寒、泄泻者都不宜多食。

绿豆不仅可以熬制成清热解暑的饮料——绿豆汤，还可以与大米、小米一起熬粥做主食，也可磨成粉制成糕点小吃，如绿豆糕。绿豆也可制成细沙做馅心。

第四，高粱重养肝，大豆重养肾。

高粱和大豆属于杂粮，也是五谷里不可缺的配角。高粱具有健脾益胃、养肝护肝、收敛止泻的作用，尤其是患有慢性腹泻的人，持续吃一段时间后，会有良好的功效。

大豆中的黑豆被称为"肾之谷"，中医认为它具有补肾强身、解毒、润肤的功效，对肾虚、浮肿有较好的食疗作用。

第五，大米润肺。

大米，入脾、胃、肺经，具有补中益气、健脾和胃、滋阴润肺、除烦渴的作用。古代养生家还倡导"晨起食粥"以生津液，因此，因肺阴亏虚所致的咳嗽、便秘患者可早晚用大米煮粥服用。经常喝点大米粥有助于津液的生发，可在一定程度上缓解皮肤干燥等不适。煮粥时若加点梨，效果更好。

第六，小麦重养心。

小麦被称为"五谷之贵"，它富含淀粉、蛋白质、脂肪、矿物质、钙、铁、硫胺素、核黄素、烟酸及维生素 A 等。

在五谷中，小麦是唯一得四时之气的。据《本草纲目》记载，古人认为"小麦秋种冬长，春生夏实，具四时中和之气，故为五谷之贵"，并说"陈者煎汤饮，止虚汗"、"小麦善补心气"。

中医认为，小麦性味甘平，能够补益脾胃，补木生火，间接补益心气心血、止汗除蒸，能养心安神、除烦去燥。

小麦对消除女性更年期综合征、自汗盗汗以及烦躁情绪等有一定的食疗作用。

小麦磨成面粉后，可以直接拿来制作食品，比如做成包子、饺子，面条等；也可以发酵后使用，利用外界的生物酶来帮助人体消化，比如做成馒头、面包等。

胃酸多的人可多食发酵后的面食，因为发面时所用的苏打属于碱性，可以中和过多的胃酸。面条和烤过的面食都有养胃的作用。

面食属于粮食中的"细粮"，食物要讲究粗细搭配，这样才有益健康。

第七，糙米可做粥，薏米可煲汤，

糙米可以做粥，能刺激胃液的分泌，有助于消化和营养的吸收，常吃能够起到降低脂肪和胆固醇的作用。糙米中含锌也很多，能够改善皮肤粗糙的情况。但是糖尿病患者最好不要直喝这种糙米白粥，通常情况下，直接喝白粥可能会引起血糖的突然增高。

薏米可以煲汤。中医上说，薏米具有强筋骨、健脾胃、消水肿、去风湿、清肺热等作用。薏米对于女性来说是非常好的滋补品，大量的维生素 B_1 能够让皮肤光滑美白，还能起到抗子宫癌的作用。

薏米性微寒，所以并不适合煮粥或者单吃，与一些能起到温补作用的食物一起煲汤就非常适合了，可以把鸡腿、番茄与薏米一起炖煮，不但容易消化，而且能起到非常好的滋补效果。薏米不容易消化，所以尽量不要多吃，尤其是老人、儿童以及胃寒胃炎的人，吃薏米的时候一定要适量，不要多吃。

百岁老人叶曼是当今世界极少将儒、道、佛文化融会贯通的国学大家之一，多年来曾讲授过各门经典课程，并有多项著作问世，在海内外享有盛誉。

她在讲到自己的长寿之道时，最重要的一点就是吃素。

她从 8 岁就开始吃素，已经吃了 90 年。现在年过百岁，仍然十分有活力，甚至可以连续演讲两三个小时。

她认为，吃素不仅是养生，更是一种慈善。素食护生爱生，对动物是一种慈善；素食环保低碳，对地球是一种慈善；素食绿色健康，对自己和家人更是一种慈善。

食用素食者有很多原因，有的是由于宗教信仰，有的是出于生活习惯，还有一部分是出于环境保护，但无论哪一种原因，都会对他们的身体健康起到好的作用。其实，健康说难也难，说简单也简单，它只是生活中一些小的习惯而已。你喜欢吃肉，那么每天少吃一点，你不爱运动，那么每天多坚持一下，可能一个月之后你的习惯就已经改变了。坚持全面、均衡、适量的膳食营养，才能拥有健康长寿最重要的保障。

早餐像皇帝，午餐像平民，
晚餐像乞丐

善养生者，先饥而食，食勿令饱；先渴而饮，饮勿令过。食欲数而少，不欲顿而多。

——《养生避忌》

说到饮食，就离不开一日三餐。

很多人可能会问："为什么要选择一日'三'餐呢？"

因为在早中晚这三个时间段里，人体内的消化酶特别活跃，所以人的吃饭时间并不是随随便便的，而是由生物钟控制的。固体食物从食道进入胃需要 30~60 秒，在胃中停留 4 小时到达小肠。所以，一日三餐间隔时间与消化的规律也是匹配的。

我国最早的一部医学著作《黄帝内经》就有过"饮食有节"的观点，而且这句话的科学性也被很多医药学家证实过。

饮食有节是指饮食必须定时、适量、有规律，而饮食的规律与人的工作、生活、学习的安排密切相关，以使吃进去的食物充分得到消化，摄入的热量和营养适应人体的消耗，从而支撑正常的生活和工作。

既然一日三餐对人的健康至关重要，那么如何安排一日三餐才是科学的养生之道呢？

俗话说"早饭要吃饱，午饭要吃好，晚饭要吃少"、"早上吃饭像贵族，中午吃饭像平民，晚上吃饭像乞丐"，这些不仅是我国古代养生专家倡导的饮食方式，也渐渐成为世界通用的一日三餐饮食方式。

现代很多人早上不吃饭，中午随便应付一口，到了晚上开始大吃大喝，这就是很多疾病的根源所在。

《琐碎录》中说，朝不可虚，暮不可实。根据一日三餐的食物分配比例，早餐应该占全日总摄入热量的 35%，午餐应占全日总热量的40%，晚餐应占全日总热量的 25%。

首先，我们来说说早餐。

一日之计在于晨。体力劳动需要补充很好的营养来维持机体的运动，大脑的工作需要补充丰富的蛋白质，所以无论是体力劳动者还是脑力劳动者，吃好早餐都是非常重要的。早餐的重要性在于唤醒大脑的活力，让你更有精力以迎接新的一天。

现在中国 20% 的人不吃早餐，50% 的人不懂得如何吃早餐。如果早餐营养不够，中午晚上吃多好都是补不上的，而且一个人如果长期不吃早餐，血液黏度就会增高，时间长了会导致心脏病的发生。

早餐吃得像皇帝。我们可以想象一下，皇帝每天都吃什么？我们没去过古代，但在一些影视剧中不难看到，皇帝的饮食都是经过精挑细选的，品种丰富，营养均衡。

我们的早餐也应该选择易消化吸收，纤维质高的食物为主。

理想的早餐时间应该选在起床之后 30 分钟进行，主食一般应吃含淀粉的食物，如馒头、豆包、面包等，还要适当增加些含蛋白质丰富的食物，如牛奶、豆浆、鸡蛋等，再配以一些蔬菜水果和小菜。

其次，我们再来谈谈午餐。

一般来说，上午是脑力高度集中的时段，思维活动会比较频繁，所以大脑对各种营养素需求量会增大。对于体力劳动工作者来说，体能的消耗也是很大的。

所以午餐起着承上启下的作用，也很重要。

午餐虽然不必像早餐那样吃得像皇帝，但至少也要像平民一样"吃饱"，否则不仅影响下午的工作效率，也容易患上一些慢性疾病。

"吃饱"的含义不仅包括数量，还包括质量，要适当地多吃一些，吃好一些，同时注重营养的均衡。

午餐的主食可以选择米饭、馒头、面条、大饼等。此外，要增加优质蛋白质、不饱和脂肪酸、磷脂、维生素 A、维生素 B、维生素 C 及铁等营养素的供给量，如肉、蛋、奶、禽类、豆制品类、海产品、蔬菜类等。一般宜选择 50 ~ 100 克的肉禽蛋类，50 克豆制品，再配上 200 ~ 250 克蔬菜。

午餐的最佳时间为中午 12 点到 1 点，此时人体体内能量已消耗得差不多了，应该及时进食。

最后，我们再来谈谈晚餐。

经过了一天的辛劳，终于回到了温暖的家。忙碌了一天的人们很习惯把晚餐搞得丰盛一点，以犒劳自己，同时享受一家人在一起吃饭的感觉，或者和朋友出去聚餐，把酒言欢。

这是很多人都会有的心情，但却不符合养生之道。

因为人体的新陈代谢从凌晨 4 点开始加速，而在下午 4 点到达最高峰，这是我们必须吃早饭和午饭的理由。但是从下午 4 点开始，人体的新陈代谢逐渐下降，而且到了晚上，人的活动量会很小，如果摄入太多的营养物质，容易造成营养过剩，从而转化成脂肪储存起来，结果搞得自己大腹便便，患上各种慢性疾病。而且晚餐吃得过多，会增加肠胃负担，出现消化不良、腹胀等症状，而影响睡眠的质量。

所以，晚餐应吃得像乞丐，自古就有"晚饭少一口，活到九十九"

的说法。晚餐吃少的含义包括食用的数量少以及食物含脂肪量少。

晚餐要尽量以素食为主，主食可以选择一些小米粥、百合粥、莲子银耳羹等，也可以用一点橄榄油或麻油自制凉菜。总之，要注重清淡，以健脾益气、安心宁神，调整大脑状态为主，帮助人体尽快放松，保证一个好的睡眠。

晚餐最好在晚上八点以前完成，尤其不提倡吃消夜。

要知道，我们的一日三餐可不只是为了填饱肚子，而是为了保证身体的新陈代谢和健康。

佛教自古就有"过午不食"的说法，这也符合我们所讲的饮食规律。

如果你去寺庙吃饭，一般都会给三分之一的饭，也是在告诉我们不宜吃得过饱。

关于饮食养生，孔子也提过"君子食无求饱，居无求安"的说法。"无求饱"是说不吃得太饱，太饱了肠胃负担过重，而且晚上也是胃黏膜的更新时刻，如果经常在夜间进餐，胃黏膜的再生和修复就不能圆满地进行；"无求安"是怕太安逸了，四肢会因过于安逸而处于懈怠状态。

南宋的理学家朱熹，在总结养生经验时也提到过："毋求饱，毋贪味，食必以时，毋耻恶食。"这也告诉我们，饮食要朴素、简单、有规律，不要吃得过饱。

据说，有一次朱熹到女儿家里做客，因为事前没有打招呼，女儿没什么准备，而女婿也不在家，所以女儿只得端出一些特别朴素的粗粮淡饭来招待父亲。

没想到朱熹吃了之后，不仅没有怪女儿怠慢，反而夸赞女儿懂得养生之道。

他还为此作了一首诗：

葱汤麦饭两相宜，葱补丹田麦疗饥。

莫谓此中滋味薄，前村还有未炊时。

可见他不仅懂得饮食养生，同时又是位懂得心理养生的人。

中国古代就有"长寿之道，在于养生；养生之本，在于饮食；饮食之要，在于节食"的说法，一日三餐也暗含不老的秘密，知道这个道理很容易，重要的是我们要在平时的生活中坚持去做到，这样才能获得一个健康的身体。

大自然什么时候给，

我们什么时候吃

> 不时不食。
>
> ——《论语·乡党》

　　现在，我们有各种先进的栽培技术，无论一年四季想吃什么就能吃到什么，大家可以随心所欲地选择自己想吃的蔬菜、水果，而不再受季节的限制，但是这样真的好吗？

　　中医经典著作《黄帝内经》说要"食岁谷"，意思就是要吃时令食物。孔子在《论语·乡党》中曾提出"不时不食"的观点，"不时不食"即是"时食"，意思就是一年四季应该根据时令安排合理的饮食。

　　所以，顺时而食是养生的关键。一年四季的气候变化是春生、夏长、秋收、冬藏，人的身体也应该顺应自然的规律，即大自然什么时候给，我们什么时候吃。

　　要知道，无论什么食物，只有到了属于它的时令才生长得最饱满而且最有营养，虽然通过一些栽培技术在别的季节也能吃到，但是却有形无神。还有一些通过人工手段催熟的食物，不仅没有了食物本身的味道，人吃了还容易生病，因为在生长过程中使用了很多的化学剂。

　　所以，我们吃东西应该选择应季的，不要为了尝鲜或者寻找一种心理上的满足，吃得健康才是最重要的。

我们中华民族早在两千多年前的周朝，就已经有了"四季清单"，不仅是蔬菜和水果，动物在不同的生长周期，肉质也会有所不同。

"小满河歪（蚌）瘦鳖子，夏至鲫鱼空壳子，端午螃蟹虚架子"，说的就是违反季节时令的食物；"西塞山前白鹭飞，桃花流水鳜鱼肥。""蒌蒿满地芦芽短，正是河豚欲上时"，说的则是食物的最佳食用时机。

《黄帝内经》说："春三月，此谓发陈，天地俱生，万物以荣，夜卧早起，广步于庭，披发缓形，以使志生，生而勿杀，予而勿夺，赏而勿罚，此春气之应，养生之道也。逆之则伤肝，夏为寒变，奉长者少。"

一年之计在于春，春季是万物生长的季节，适当地养生对一年的精气神都起着很大的作用。那么在这个象征着生命的季节，我们该吃一些什么呢？中医养生对春季养生也有很多讲究，俗称"吃春"。

在春天，大自然的所有植物都生发出新鲜的嫩芽，所以春日应食春芽，其中我们可以食用的春芽有很多，比如春笋、香椿、豆芽、蒜苗、豆苗等。

春韭也是一个不错的选择，因为春天气候冷暖不一，需要保养阳气，而韭菜最宜人体阳气。韭菜含有挥发油、蛋白质、脂肪和多种维生素等营养成分，有健胃、提神、强肾等功效。春韭为韭菜中的佼佼者，味道尤为鲜美。

春季主要是农历一到三月，食用的蔬菜水果有很多，总结起来主要包括以下一些：

蔬菜：辣椒、青椒、彩椒、洋葱、花椰菜、甜豆、豌豆、芹菜、莴苣、荠菜、油菜、菠菜、香椿、春笋、马兰头、瓠瓜、韭菜。

水果：番石榴、青枣、枇杷、桑葚、樱桃、莲雾（春末）。

《黄帝内经》说："夏三月，此为蕃秀。天地气交，万物华实，夜卧早起，无厌于日，使志无怒，使华英成秀，使气得泄，若所爱在外，此夏气之应，养长之道也。逆之则伤心，秋为痎疟，奉收者少，冬至重病。"

春天人体内的生命细胞逐渐活跃，三个月之后，自然界的阳气已经渐渐达到十分洪盛的地步，人体的新陈代谢也变得更加旺盛。在夏季，人的阳气虽足，但容易外泄，因此选对适宜的养生也很重要。

夏季一般是农历的四到六月，时令蔬果都有哪些呢？

蔬菜：辣椒、丝瓜、苦瓜、冬瓜、菜豆、芦笋、茭白、洋葱、黄瓜、佛手瓜、南瓜、苋菜、山苏、空心菜、龙须菜、地瓜叶、竹笋、生菜、西红柿、卷心菜、茄子。

水果：草莓、莲雾、桃、李、西瓜、菠萝、芒果、柠檬、百香果、火龙果、杏、荔枝、猕猴桃、香蕉、椰子、樱桃。

《黄帝内经》说："秋三月，此谓容平。天气以急，地气以明，早卧早起，与鸡俱兴，使志安宁，以缓秋刑，收敛神气，使秋气平，无外其志，使肺气清，此秋气之应，养收之道也。逆之则伤肺，冬为飧泄，奉藏者少。"

秋天的三个月，是万物果实饱满成熟的收获季节，在这一季节里，天气清肃，其风紧急，草木凋零，大地明净。

由于秋季的自然特点，一方面阳气开始收敛于内，体表阳气偏少。因此，秋季也是一个疾病多发的季节，体质虚弱的人在这个季节容易反复感冒，所以秋季养生至关重要。

我们来看看秋季，也就是农历七到九月的养生蔬果：

蔬菜：秋葵、菱角、莲藕、辣椒、栗子、冬瓜、四季豆（芸豆）、地瓜叶、豆角、山药、白菜、扁豆。

水果：柚子、梨、柿子、木瓜、苹果、莲子、甘蔗、葡萄、火龙果、杨桃、番石榴、杏、橘子、红枣、山楂、核桃。

《黄帝内经》说："冬三月，此谓闭藏。水冰地坼，无扰乎阳，早卧晚起，必待日光，使志若伏若匿，若有私意，若已有得，去寒就温，无泄皮肤，使气亟夺，此冬气之应，养藏之道也。逆之则伤肾，春为痿厥，奉生者少。"

冬天的三个月，是万物生机闭藏的季节，在这一季节里，水面结冰，大地冻裂，所以人不要扰动阳气。

冬天虽然没有春的生机，夏的成长，秋的收获，但进入冬季，此时万物蕴藏，也正是人类养生保健的好时节，那么冬季吃什么蔬菜水果最适宜呢？

冬季一般是农历十到十二月，时令蔬果主要有以下这些：

蔬菜：青椒、卷心菜、白菜、洋葱、花椰菜、胡萝卜、萝卜、甜豆、芹菜、菠菜、芥菜、葵年菜、莴苣。

水果：橙、橘子、柚子、青枣、甘蔗、释迦。

道家的养生观就是一种"天人相应"的养生观，是顺应自然、适性重生的生命观，重视精神养生，追求人与大自然和谐相处。

在道家看来，"道"及由它派生的天地万物按其本性来说都是自然而然的，人和自然应该保持和谐，力求达到"天人合一"的境界。

《钟吕传道集》说："气液升降为天地之阴阳，肝肺传导若日月之往复"，这揭示了"人天同律"的客观法则。老子从"人天同律"的思想出发，主张养生必须保持与自然规律的一致。"人法地，地法天，天法道，道法自然"，在他看来，自然界是世间万物生命的源泉，人类也是一样。人产生于自然界，并按照其客观规律发展变化。

大自然之所以神奇，就在于其春花秋实，万物循环，相互依存，互为补充。而每个季节都有每个季节的馈赠，顺应大自然的规律，也是在适应自己身体的规律，让自己更加健康和长寿。

看颜色，选食物

五行有五色，五脏有五行，五色入五脏，五行者金木水火土，对应五色白青黑红黄，对应五脏肺肝肾心脾。

——《黄帝内经》

我们都知道，不同的食物有着不同的保健效果，但是很多人不知道，不同颜色的食物也对应着不同的功能。

天地有五行，人体有五脏，而五脏是和五行相互配合的。五行不仅是我们熟悉的五种物质金木水火土，也代表了我们的五脏心肝脾肺肾，同时就引申出了五色白青黑红黄。

通常来说，红色入心，青色入肝，黄色入脾，白色入肺，黑色入肾，只有合理分配五色食品，才能做到五行相生，以达到调和五脏、调养身体的功能。

红色食物养心。

红色食品是指外表呈红色的果蔬和"红肉"类。红色果蔬包括红辣椒、西红柿、红枣、山楂、草莓、苹果等，含有糖和多种维生素，尤其富含维生素 C。"红肉"指牛肉、猪肉、羊肉及其制品。

红色食品都含有丰富的维生素 C 和维生素 A，能增强人的体力，缓解工作生活压力，尤其对心血管具有保护作用，有独特的氧化能力，保护体内细胞、使脱氧核糖核酸及免疫基因免遭破坏、减少癌变危害、降低胆固醇、防止便秘。

樱桃、大枣等红色食品都是贫血患者的天然良药，也适合女性经期失血后的滋补。

红色食品中的苹果性情温和，含有各种维生素和微量元素，西方国家甚至有"One apple a day, keeps the doctors away"的说法。

红色果蔬中的辣椒具有温中散寒，开胃除湿之功效，还能刺激唾液和胃肠道消化液的分泌，能刺激心血管系统，使心跳加快，血液循环加速，在寒冷环境有祛风除湿的作用。

红色食品中的肉类即所谓"红肉"，主要含蛋白质和脂肪及其他无机盐等，因此具有丰富的营养价值。不过，每人每日摄入量应少于80克，这是因为"红肉"在烧烤、烙制、煎炸时，其表面产生多种杂环胺——致癌物。

黄色食物养脾。

黄色食物包括一系列由橙到黄的食物，黄色食物不但饱含丰富的维生素和矿物质，更重要的是含有黄色食物标志性的色素——胡萝卜素，它是一种强力的抗氧化物质，能够清除人体内的氧自由基和有毒物质，增强免疫力，在预防疾病、防辐射和防止老化方面功效卓著，是维护人体健康不可缺少的营养素。

黄色食物的种类很多：

粮食类主要包括黄豆、黄玉米、小米、黄米；

油脂类主要包括花生油、芝麻油、玉米油、豆油、菜籽油、棉籽油、米糠油、葵花子油；

水产类主要包括大黄鱼、小黄鱼、黄姑鱼、黄颡鱼、鳜鱼、黄鳝；

蔬菜类主要包括金针菇、石花菜、竹笋、南瓜；

花菜类主要包括金地菜、金银花、黄菊米、桂花、腊梅、黄花菜；

瓜果类主要包括刺梨、杨桃、橘子、柑子、柚子、橙子、金橘、柠檬、佛手、香橼、枇杷、芒果、菠萝、木瓜、番木瓜、黄皮果、菠萝蜜、沙棘果、香榧、香瓜；

调味品类主要包括蜂蜜、黄酒、黄啤酒、生姜、良姜……

南瓜对治疗糖尿病有较好的疗效，能降低血糖，缓解症状。

老玉米含有大量天然维生素 E，有促进细胞分裂，延缓细胞衰老，降低血清胆固醇，防止皮肤病变的功能，还能减轻动脉硬化和脑功能衰退出现的症状。

胡萝卜中维生素 A 的含量很高，能促进机体正常地生长繁殖、防止呼吸道感染、保护视力，有防癌抗癌的作用。

黄豆含有丰富的蛋白质与钙质，加上饱和脂肪较肉类少，没有胆固醇，适量食用对"银发族"的身体健康有一定的帮助。

香蕉中含有大量的纤维素和铁质，有通便补血的作用。

梨富含维生素 A、B、C、D 和 E，可以帮助人体净化器官、储存钙质，同时还能软化血管，能促使血液将更多的钙质送到骨骼。

花生含有维生素 E 和一定量的锌，能增强记忆，抗老化，延缓脑功能衰退，滋润皮肤，被认为是"十大长寿食品"之一。

青色食物养肝。

肝对整个身体的血液有调整控制的作用，负责储藏血液，调节血量，所以养生必养肝。

在中医看来，我们体内有很多毒素，如果不能及时排出体外，就会对我们的身体和精神产生不良的作用。

按照中医五行理论，青色的食物可以通达肝气，起到很好的疏肝、解郁、缓解情绪作用，属于帮助肝脏排毒的食物。因此，要想养肝护肝，应多食用一些青色食物，如黄瓜、芹菜、菠菜、花椰菜、海带等。此外，青色食物还对心情有调节作用，能减轻紧张的情绪，舒缓压力，并预防偏头痛等疾病，其中含有的纤维素能清理肠胃防止便秘，减少直肠癌的发病。另外，经常吃绿色蔬菜能让我们的身体保持酸碱平衡的状态，更大程度上避免癌症的发生。

青色食物中的花菜、芹菜等食品水分含量高达 90%~94%，而且热量较低，既能补充人体所需的营养，又不会使人发胖。

西兰花菜被西方人称为"天赋的良药"和"穷人的医生"，长期食用可爽喉开音、润肺止咳，还会减少乳腺癌、肠癌、胃癌的发病率。

芹菜含丰富的铁、钾，能降低血压、促进尿酸排泄、软化血管、治疗便秘。

青色食物中的黄瓜、绿豆等都有清肝火、解毒的效果。

白色食物养肺。

白色食物是健康食谱中不可或缺的一员。

在我们的生活中，常见的白色食物有大豆、大蒜、大米、燕麦、菜花、白萝卜、白菜、莲藕、竹笋、冬瓜、蘑菇、雪梨、山药、百合、银耳，以及牛奶、豆腐等。

白色食物中的牛奶、大米和鸡鱼类等，含有丰富的蛋白质成分，经常食用既能消除身体的疲劳，又可促进疾病的康复。

大豆中蛋白质的含量更是高达 40%，同时还含有多种人体必需的氨基酸，可提高人体免疫力，增强体质。每天食用一定量的豆制品还可帮助预防心血管疾病，保护心脏。

大蒜是常用的调味品，也是人们最早用于治疗疾病和保持健康的药物之一，具有很高的药用价值。

洋葱、谷物和许多植物的果肉也是很好的白色食品，含有具有抗氧化作用的植物营养素——槲皮素，具有抗病毒、抗肿瘤、保护心血管等许多药理学作用。

山药是物美价廉的补虚佳品，既可作主粮又可作蔬菜，其含有多种微量元素和消化酶，具有健脾、养胃和助消化的作用，并能保护胃壁，预防胃溃疡、胃炎的发生。

燕麦片含有丰富的维生素 B 和维生素 E，可降低血液中的胆固醇和血糖，治疗便秘，改善血液循环，是减肥的最佳食品。

白菜、萝卜这两种白色蔬菜有着很好的补水功效。白萝卜含有多种维生素和矿物质，其中维生素 C 的含量比梨和苹果高出 8 ~ 10 倍；而白菜中含有丰富的维生素 C、E，可预防因燥热导致的皮肤干燥，其中的纤维素还可促使肠蠕动，预防便秘。

白色食物虽然不及一些燕窝、虫草等名贵补品，但每一种白色食物都有其独特的营养价值和健康意义。

黑色食品养肾。

黑色食品主要是指含有黑色素和带有黑色字眼的粮、油、果、蔬、菌类食品，常用的黑色食品有：黑米、黑麦、紫米、黑乔麦、黑豆、黑豆豉、黑芝麻、黑木耳、黑香菇、紫菜、发菜、海带、黑桑葚、黑枣、栗子、龙眼肉、黑葡萄、黑松子、乌骨鸡、黑海参、黑蚂蚁菜等等。

黑木耳含有丰富的卵磷脂、脑磷脂，被称为清洁血管、软化血管的"清道夫"，常食可降低血液黏稠度，防止心脑血管疾病。

黑芝麻、紫菜的营养保健和药用价值都很高，对动脉硬化、冠心病、脑中风等疾病有一定的预防作用，可治疗流感、慢性肝炎、肾病、贫血、脱发等。

茄子含有大量的铁、钾、维生素 E、维生素 D，可以软化微血管、降低胆固醇、防止小血管出血，防治高血压病、动脉硬化、咯血、皮肤淤血、皮下出血及坏血病。

黑米含有丰富的蛋白质、氨基酸以及铁、钙、锰、锌等微量元素，可开胃益中，健脾暖肝，舒筋活骨。冬季食用可补充人体的微量元素。

黑豆被称为"肾之谷"。黑豆味甘性平，不仅形状像肾，而且能补肾强身、活血利水、解毒、润肤，特别适合肾虚患者。此外，黑豆还含有核黄素、黑色素，对抵抗衰老、美容养颜有一定作用。

总之，我们人体所需的营养物质，任何一种单一颜色的食物都无法完全满足，只有让五种颜色的食物同时补充，科学搭配，才能获得全面均衡的营养，提高人体素质和健康水平。

养生，你喝对了吗？

> 夫天生五行，水德最灵。浮天以载地，高下无不至。润下为泽，升而为云，集而为雾，降而为雨，故水之为用，其利博哉。可以涤荡淬秽，可以浸润焦枯。
>
> ——《千金翼方·服水经》

养生不是一蹴而就的事情，而是一个通过多种手段达到的效果。谈到饮食养生，又怎么能少得了"饮"呢？到底怎样"喝"才最养生呢？

首先，我们来说说喝水。

《道德经》曰："上善若水，水利万物而不争。"

孙思邈在其《千金翼方·服水经》中论曰："夫天生五行，水德最灵。浮天以载地，高下无不至。润下为泽，升而为云，集而为雾，降而为雨，故水之为用，其利博哉。可以涤荡淬秽，可以浸润焦枯。"

水是生命之源，人体的70%是由水分构成的。水在人体中既是溶剂、清洁剂、润滑剂，又是冷却剂、缓冲剂，因为水的存在，营养输送、食物消化、体温调节、废物排泄、体液循环等人体生命过程才得以顺利进行。为保证正常的生理代谢，一个人每天必须饮用适量的水。

人类很多疾病都与饮水不当有关，比如拉肚子、微量元素缺乏、痢疾，甚至癌症等。

可见，喝水也是一种重要的养生方式。

也许你认为喝水是人每天都在做的事情，根本不需要学习，但是你真的"会"喝水吗？你喝水的时间和方式都正确吗？

喝水有一个"8杯水"定律，即人每天要喝8杯水。

每天8杯水，听起来简单，但坚持下去就没那么简单了。我们可以给喝水定个时间表，这样就能科学轻松地完成这个目标。

第一杯水6: 30——经过一夜的睡眠，身体开始缺水，起床后先喝250毫升水，可帮助肾脏及肝脏解毒。这时候别马上吃早餐，可等待半个小时，等身体进行新陈代谢之后再进食。

第二杯水9: 00——到公司之后先饮一杯水。从早上起床到上班的途中，会比较忙碌，情绪也较为紧张，身体在这样的状态下会出现脱水现象，所以到单位之后别忙着工作，先给自己倒一杯至少250毫升的水。

第三杯水11: 00——工作了一段时间，一定要起身活动活动，而且要趁着这段休息时间，补充一天中的第三杯水，缓解工作的疲劳，补充身体流失的水分。

第四杯水13: 00——用完午餐半个小时左右，要喝一杯水，加强身体的消化功能，不仅对身体有益，也有助于保持身材，尽量不要用一些碳酸饮料取代水。

第五杯水15: 00——在下午茶时间，可喝上一大杯水取代咖啡等提神饮料，这样不仅可以补充身体的水分，也能帮助人提神醒脑。

第六杯水18: 00——结束了一天的工作，在下班之前可以再喝一杯水，增加饱足感。

第七杯水20: 00——吃完晚餐，可以再喝一杯水，帮助身体更好地消化。

第八杯水22: 00——睡觉前一至半小时可喝半杯水，使身体始终处于水分充沛的状态，有益身体健康，但不要喝得过多，以免上洗手间影响睡眠。

总之，正确的喝水方式应是：定时，多次，少量。

对于老年人和经常便秘的人，可以在早上空腹饮用一杯蜂蜜水并一口气饮下，能促进排便。

午休之后如果觉得很困，没精神，可以喝一杯淡茶水，更好地让自己醒脑。

除了喝水之外，还有很多有助于养生的饮品，国际会议上曾提出了六种：绿茶、红葡萄酒、豆浆、酸奶、骨头汤、蘑菇汤。

绿茶是一种珍贵的饮料，喝茶不仅是一种修身养性的方法，更是一种时尚的养生之道。

关于绿茶的养生功效，我国唐代刘贞亮曾将饮茶的益处归为：以茶尝滋味、以茶养身体、以茶驱腥气、以茶防病气、以茶养生气、以茶散闷气、以茶利礼仁、以茶表敬意、以茶可雅心、以茶可行道。

由此可见，绿茶自古以来就是养生的饮品。

喝绿茶，能保护牙齿。

绿茶里含氟，不仅能坚固牙齿，还能预防虫牙，有效抑制生龋齿，减少牙菌斑以及牙周炎的发生。另外，绿茶中的单宁酸具有杀菌作用，可以防止食物渣屑繁殖细菌。

喝绿茶，能预防癌症。

科学研究表明，绿茶中的有机抗癌物质主要为茶碱、茶多酚、维生素 C、维生素 E；茶叶中的无机抗癌元素主要为硒、钼、锰、锗等。咖啡碱和茶多酚所产生的综合作用，也能提高人体免疫能力，预防癌症。

喝绿茶，可抗衰老。

绿茶中所含的抗氧化剂有助于抵抗老化，因为人体新陈代谢的过程，如果过氧化会产生大量自由基，容易老化，也会使细胞受伤。SOD（超氧化物歧化酶）是自由基清除剂，能有效清除过剩自由基，阻止自由基对人体的损伤。绿茶中的儿茶素能显著提高 SOD 的活性，清除自由基。

喝绿茶，可降血脂。

绿茶含有酚类衍生物、芳香类物质、氨基酸类物质、维生素类物质，这些物质综合协调的结果就是能够降低血液中的血脂及胆固醇，令身体变得轻盈。茶多酚与茶素和维生素 C 的综合作用，能够促进脂肪氧化、帮助消化、降脂减肥，也可防止血液凝块及血小板成团，降低心血管疾病的发生率。

喝绿茶，能减肥。

绿茶含有茶碱及咖啡因，可以经由许多作用活化蛋白质激酶及三酸甘油酯解脂酶，减少脂肪细胞堆积，因此能在一定程度上帮助人体瘦身减脂。

需要注意的是，胃寒便溏者，忌空腹饮用。

饮品中第二个要提的就是葡萄酒。

在西方的饮食文化中，葡萄酒占据着很重要的地位，现在它的养生保健功效也越来越被人们熟知。

其实早在我国古代，就已经发现葡萄酒的养生功效了。

唐朝王翰曾经写下"葡萄美酒夜光杯，欲饮琵琶马上催"的千古名句。

明朝医药学家李时珍在《本草纲目》记载："葡萄久贮，亦自成酒，芳甘酷烈，此真葡萄酒也。"关于葡萄酒的功效，他是这样说的："主治暖腰肾，驻颜色，耐寒。"

红葡萄的皮上有种逆转醇可以抗衰老。此外，葡萄酒中的白藜芦醇是一种天然的抗氧化剂，也可以延缓衰老，降低血液的黏稠度，保持血液畅通，预防癌症的发生及发展。

葡萄酒中的原花青素是一种有效的天然抗氧化剂，可以预防心血管疾病和癌症。

葡萄酒中的单宁，是一种天然防腐剂，可有效降低血脂胆固醇，防治血管硬化，并具有抗辐射的作用。

葡萄酒中还含有 22~25 种氨基酸以及丰富的维生素、矿物质，被联合国卫生食品组织称为"最健康的食品之一"，不管是配餐还是烹饪，都是好的养生饮品。

需要注意的是，葡萄酒每天饮用量不要超过 50 ~ 100 毫升。

接下来，我们说说豆浆。

"一杯鲜豆浆，全家保健康"，豆浆是一种物美价廉的营养品，营养价值很高。它具有补脾益胃、清肺润燥、利尿等功效，能增强人体免疫力，预防老年痴呆，延缓衰老，调节女性内分泌，减轻并改善更年期症状，还是防治血脂异常、高血压、动脉硬化、气喘等疾病的理想饮品。

由于豆浆中不含胆固醇和乳糖，含的寡糖能100%被吸收，因此特别适用于胃溃疡患者，有高脂血症、动脉硬化及成人原发性乳糖不耐症的人饮用。

豆浆虽好，但也要注意方式方法，以免造成营养损失，甚至给身体带来伤害。

第一，豆浆要煮熟才能喝。

生豆浆中含有抑制剂、皂角素和外源凝集素等对人体不好的物质，不仅难以吸收，还易使人中毒，这些物质需煮沸后3~5分钟才能分解，但会在80℃时受热膨胀，造成"假沸"现象。若此时将豆浆离火，喝下去可能会恶心、呕吐、腹痛、腹泻，所以煮豆浆一定要在泡沫出现后再煮一会，直到煮熟才能饮用。

第二，豆浆不能和鸡蛋同食。

豆浆和鸡蛋都是很好的营养品，但不能用煮开的豆浆冲鸡蛋，因为蛋清会与豆浆里的胰蛋白结合产生复合蛋白，这是一种不易被人体吸收的物质，会降低鸡蛋和豆浆的营养价值。

第三，豆浆不宜用保温瓶储存。

有的人豆浆一次喝不完，就习惯用保温瓶装起来，其实这是不对的。

豆浆中含有可溶性皂角，能溶解热水品中的水垢，产生一种"豆浆水垢溶液"，喝了后会损害人体的健康。而且豆浆装在保温瓶内，会使瓶里的细菌在温度适宜的条件下，将豆浆作为养料而大量繁殖，快速让豆浆酸败变质。

第四，豆浆不宜和红糖同食。

红糖中的有机酸会与豆浆中的蛋白质结合，生成一种变性沉淀物，从而分解、破坏豆浆和红糖中的营养成分，不易被人体吸收。

第五，豆浆不宜空腹喝。

如果空腹饮豆浆，豆浆里的蛋白质大都会在人体内转化为热量而被消耗掉，营养就会大打折扣。所以，在饮用豆浆前最好先吃一些食物，喝完豆浆之后还应该吃一些水果，以促进人体对豆浆中铁的吸收。

第六，豆浆并不适合所有的人。

豆浆性平偏寒，消化不良、嗝气、腹胀、腹泻、胃溃疡和肾功能不好的人，最好少喝豆浆。

由于豆浆是由大豆制成的，而大豆里面含嘌呤成分很高，所以有痛风、乏力、体虚、精神疲倦等症状的虚寒体质者都不适宜饮用豆浆。

此外，急性胃炎和慢性浅表性胃炎者也不宜食用豆制品，以免刺激胃酸分泌过多加重病情。

酸奶也是一种很好的养生饮品，它是以新鲜的牛奶为原料，经过巴氏杀菌后再向牛奶中添加有益菌（发酵剂），经发酵后，再冷却灌装的一种牛奶制品。

酸奶不仅保留了牛奶原有的全部营养成分，在发酵过程中乳酸奶酸菌还可产生人体营养所必需的多种维生素，如 VB_1、VB_2、VB_6、VB_{12} 等，能将牛奶中的乳糖和蛋白质分解，使人体更容易消化和吸收。

同时，因为酸奶中含有大量的活性乳酸菌，能够有效地调节菌群平衡，促进胃肠蠕动，增加肠道内有益菌数量，抑制腐败菌滋生，维护肠道菌群生态平衡，形成生物屏障，抑制有害菌对肠道的入侵。

乳酸菌也能减少某些致癌物质的产生，因而具有防癌作用。

此外，酸奶还有降低胆固醇的作用，特别适宜高血脂的人饮用。

病初愈者多喝酸奶，也有助于身体恢复。

酸奶中含有的乳酸，能有效地抑制肠内腐败菌的繁殖，抑制有害物质的产生，促进肠子的蠕动，因而具有一定的减肥瘦身价值，所以很多女孩特别喜欢喝酸奶。但需要注意的是，如果在餐后大量饮用酸奶，也可能导致体重增加，因为酸奶本身也含有一定的热量。健康的饮用方式是每天早晚各喝一杯酸奶，每杯在 125 克左右比较合适。

一般情况下，喝酸奶有两个时间段会比较好，一是饭后 30 分钟到 2 个小时之间，二是晚上睡觉前。喝完酸奶一定要记得刷牙，因为酸奶中的某些菌种及酸性物质对牙齿有一定的损害。

和其他饮品一样，酸奶也并不适合所有的人，腹泻或其他肠道疾病患者不适合喝酸奶，1 岁以下的小宝宝也不宜喝酸奶。

除了以上这些饮品，我们还要介绍两种汤类——蘑菇汤和骨头汤。

蘑菇汤是主要以蘑菇为主料，配以肉类如鸡肉、牛肉，蔬菜如青菜、鸡毛菜等煮成的汤食，也可加入适量淀粉熬成蘑菇浓汤。

蘑菇是一种营养价值很高的食物，其有效成分可增强 T 淋巴细胞功能，提高机体抵御各种疾病的免疫力；同时，蘑菇中含有人体难以消化的粗纤维、半粗纤维和木质素，可保持肠内水分平衡，还可吸收余下的胆固醇、糖分，将其排出体外，对预防便秘、肠癌、动脉硬化、糖尿病等都十分有利；蘑菇中含有的酪氨酸酶，有助于降低血压；蘑菇汤还具有镇痛、镇静的功效，以及镇咳、稀化痰液的作用。

骨头汤具有抗衰老的作用，这是由于人体骨骼中最重要的是骨髓，血液中的红、白细胞等就是在骨髓中形成的，随着年龄的增大和机体的老化，骨髓制造红、白细胞的功能逐渐衰退。骨髓功能降低，直接影响到人体新陈代谢的能力，而骨头汤中含有的胶原蛋白正好能增强人体制造血细胞的能力。

所以，对于中老年人来说，喝些骨头汤加以调理，可以减缓骨骼老化；对于青少年来说，多喝骨头汤有助于骨骼的生长。

当然，任何营养丰富的食物或饮品都不能食用过量，还要注意一个度的问题。所以，知道哪些食品和饮品能够养生并不够，我们必须了解每种食品的饮用方式和原则，这样才能更好地养生。

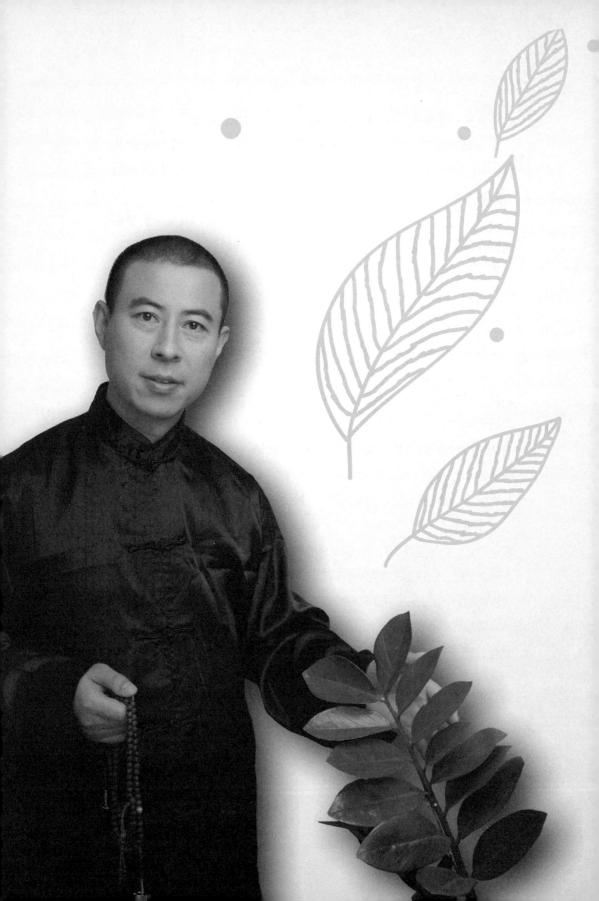

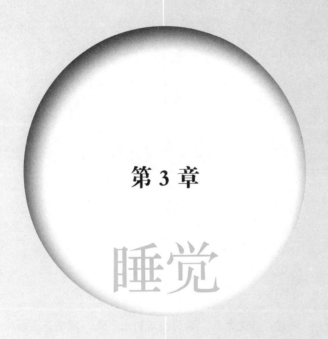

第 3 章

睡觉

是一门学问

导 读

俗语说：睡觉像只"狗"，活到九十九。睡眠是生命的必需，是一种生物节律，是机体复原、整合和巩固记忆的重要环节，是健康必不可少的组成部分。我们的一生中，大概有三分之一的时间是在睡眠中度过的。

几千年来，人们都遵守着日出而作，日落而息的自然规律，在这个地球中生存。然而，近年来，越来越多的人却出现了睡眠问题，健康睡眠也成为国际精神卫生组织越来越关注的话题。

可能还会有人有疑问，睡眠难道还有健康和不健康吗？不都是闭上眼睛睡觉吗？

那么，请你看看这一章的内容。

跟太阳一起 "睡"

> 阳气者，若天与日，失其所，则折寿而不彰；故天运当以日光明，是故阳因而上卫外者也。
>
> ——《黄帝内经·素问》

俗话说："一夜好睡，精神百倍；彻夜难睡，浑身疲惫。"因此，睡眠与人体养生也有着很大的关系。

我们常说"人活一口气"，从养生的层面来解读，这口气被称为"阳气"。阳气好比人体的保卫兵，它们负责抵御一切外邪，保卫人体健康，可以说养护阳气是养生治病之本。

在自然界中，春天夏天日照充足，气候温热，动植物就能生长迅速，动物活动力强，但到了秋冬季节，天气变冷，日照时间减少，所以万事万物也逐渐萧条，植物枯萎，动物冬眠。

人也是一样。很多上班一族，天不亮就要出门，晚上加班到很晚才回来，还有人住的地方看不见阳光，那么就很容易萎靡不振，这就是因为少了太阳的滋养。

由此我们不难看出，天地之间最大的阳气来源于太阳，世间万物的生长发育都离不开太阳，植物吸收阳光的能量，在夜里获得生长。人类和植物同属于生物，细胞分裂的时间大致相同，如果错过夜里睡觉的最佳时机，细胞的生长赶不上消亡，就会导致人体的衰老，甚至疾病。

所以人要顺应天地间的规律，跟着太阳走，即天醒我醒，天睡我睡。

古人的"日出而作，日落而息"就是顺应自然规律的作息方式，但现代人却越来越难做到这一点。夏天在空调房里吃西瓜；偶尔出门也要打伞，以免被太阳照到；有的人晚上通宵达旦地唱歌、蹦迪，无法保证充足的睡眠时间；一到周末便日照三竿也不起床……这种完全与太阳升落规律背道而驰的做法对人的健康是非常有害的。

晚上睡眠的时间是五脏排毒的最好时机，如果我们能按照人体器官24小时工作表有规律地作息，那么就能养生长寿。

子时，是指夜里的11点到1点，这一时刻是阳气发动万物滋生之时，而人作为万物之灵，所以又称"人时"。

这段时间是胆排毒的时间，此时也应该是熟睡状态，保证这时的睡眠就是在养胆，以便有利于肝胆的排毒。

夜晚在正子时睡着，五分钟等于六个钟头。

丑时，是指夜里的1点到3点，此时气血流于肝胆。

这段时间是肝脏排毒的时间，此时你应该熟睡，不要熬夜，因为如果这个时候不睡觉，肝脏就会很累，进而受损。

寅时，是指夜里3点到5点，此时气血流注于肺经，肺开始排毒。

平时咳嗽的人此时症状会加重，但是却不能立即服用止咳药，以便肺积物迅速排出。

在一天之中，寅时也是人身体各个部分开始转动的时间，身体对血和气的需求都开始增加，这时肺就要担负起平衡身体各部分能量的功能，一旦"宣发""肃降"，就会对身体造成损害。比如身体对血、气的需求增加，会加重心脏的负担，所以很多心脏病患者会在凌晨三四点死亡。

这个时间段人体应该处于深睡状态，以此来完成生命由静而动的转化。

卯时，是指早晨5点到7点，此时气血流注于大肠经，大肠开始排毒。

中医认为"肺与大肠相表里"，寅时肺气实了，到了卯时就有大便了，人体需要把代谢的浊物排出体外，此时是你上厕所的最佳时机。

所以，到了这个时间就该起床了，如果还继续睡觉，大肠得不到充分活动，无法很好地完成排浊功能，使浊物停留而形成毒素，危害人体健康。

辰时，是指上午 7 点到 9 点，此时气血流注于胃经。

这个时候，人的小肠开始吸收大量营养，所以你应该吃早餐，以保证一天的营养。治疗疾病的人最好是在 6:30 之前吃，养生的人可以在 7:30 之前吃。

巳时，是指上午 9 点到 11 点，此时气血流注于脾经。

中医认为脾主运化，如果脾的运化功能好，就可以让食物很好地消化和吸收。

所以吃早餐并不会让人增胖，大家一定不要为了减肥而不吃早餐。

午时，是指上午 11 点到 13 点，此时气血流注于心经。

中医认为心为"君主之官，神明出焉"。午时一定要小憩一会，以达到养精气神的作用。

正午只要闭眼真正睡着三分钟，等于睡两个钟头。

未时，是指下午 13 点到 15 点，此时气血流注于小肠经。

《说文》中曾说"未，味也。六月，滋味也。"中医认为，小肠的功能就在于吸收精华。

申时，是指下午 15 点到 17 点，此时气血流注于膀胱经。

膀胱经为足太阳之脉，上额头而至巅顶，气虚、气实都容易引起头痛或两目外鼓等症状。此时气血容易上输于脑部，学习效率会很高。

如果你身体健康，那么此时是学习和读书的好时光，所以古人主张"朝而受业，夕而习复"。

酉时，是指下午 17 点到 19 点，此时气血流注于肾经。

如果说卯时代表一天的开门，那么酉时则代表一天的关门。不管是大自然还是人体，都开始进入"秋冬"的收藏时机，此时身体表现出的病变都是因为肾的收藏出了问题。

戌时，是指晚上 19 点到 21 点，此时气血流注于心包经。

中医认为，此时阳气将尽，阴气正盛，而心包经之"膻中"又主喜乐，通常人们会在这时进行晚间的娱乐活动。

亥时，是指晚上 21 点到 23 点，此时气血流注于三焦经，是人体淋巴的排毒过程。

三焦经旺，三焦通百脉，这个时刻也应该安眠，让整个身体（三焦）都得到休息和休整，百脉皆得濡养，这样免疫系统就会很顺利地完成排毒工作，让你的免疫力增强，并让你从这种彻底的休整中孕育新的生机。

所以，我们不难看出，最佳的睡眠时间应该是在晚上 21 点睡下，早晨 5 点起床。

晚上 21 点到早上 5 点是有效睡眠时间。人和动植物相同，凌晨 5 点到晚上 21 点活动产生能量，晚上 21 点到凌晨 5 点人体随着地球转到背向太阳的一面，开始进行细胞分裂，把能量转化成新的细胞。

夜晚属阴，阴主静，是人睡眠的良机，只有在这个时候休息，才会有健康的身体和饱满的精神状态。

战国时名医文挚对齐威王说："我的养生之道是把睡眠放在头等位置，人和动物只有睡眠才生长，睡眠帮助脾胃消化食物。所以，睡眠是养生的第一大补，人一个晚上不睡觉，其损失一百天也难以恢复。"

的确，睡觉是养生的一大功能。养就是用大量的健康细胞去取代腐败的细胞，如果你晚上不睡觉则无法更换新细胞，那么你的身体就会出现亏空，时间长了，人的身体机能就会下降。

现代医学也证明，早睡早起的人精神压力较小，不易患精神类疾病。历史上很多长寿的伟人都有早起的习惯，比如华盛顿、拿破仑、康熙皇帝、曾国藩等。

丘吉尔不仅担任过英国的首相，更是一位长寿老人，他整整活了90岁。他长寿的秘诀之一就是善于睡眠。

丘吉尔精力充沛，从来都是大干、酣睡、从不失眠。在他任职期间，正值二战，局势很不稳定，国事很繁忙。他日理万机，每日睡觉时已精疲力尽，躺下便睡着。他对记者说："我每天大约在半夜三点睡眠，上床时如释重负，睡得很香。"

早上八点左右，丘吉尔醒来之后，先在床上看看报纸、电报和一些文件，然后接见来访者，向各部和参谋委员会口授命令、指示。丘吉尔在介绍长寿经验时说："如果有地方坐着，我绝不站着，如果有可能躺着，我绝不坐着。"

丘吉尔每天还保持一个多小时的午睡，以便养精蓄锐，使晚上精神充沛。他常常向周围的人宣传午休的好处，劝他们向自己学习，因而效法他的很多，据说美国总统肯尼迪、里根等就曾模仿过他的午睡方法。

除此之外，邱吉尔还十分喜欢运动，常常在午睡前后和晚饭前后骑马、打棒球、画画、观赏动植物，有时还砌一会墙，做到动静结合、劳逸结合。

中医讲究"因天之序"，意思就是要顺应大自然和身体本身的运动顺序，生发、生长、收敛、收藏。违背了这个规律，就会生病；顺应这个规律，才会长寿。

别让**失眠**"盯上"你

> 能息心，自瞑目。
>
> ——《千金方》

我们已经知道睡眠对健康的影响，以及如何安排合理的睡眠时间，但仍然有一个问题在困扰着很多人，那就是失眠。

很多人也想遵循规律，安然入睡，但却长夜漫漫难入梦，也有很多人早早躺在了床上，却辗转反侧难以入眠。

如果以每天睡眠 8 小时来计算，我们的一生有三分之一的时间是在睡眠中度过的。很大程度上，睡眠决定着你的寿命，很多长寿的人都是懂得科学睡眠的人，如果一个人经常失眠，那么他和长寿应该无缘。

引起失眠的原因多种多样，但根本原因在于物质身体的失衡。为了保证良好的睡眠，我们应该做到以下几点：

首先，睡前不要喝浓茶、咖啡等饮料。

现代社会竞争加剧，很多人为了工作常常需要加班加点，到了晚上往往会用浓茶、咖啡来提神，以让自己有精力继续工作。长期下去，就会打乱人体的生物钟，破坏睡眠规律，等到不熬夜的时候也睡不着了。所以，每个人应该根据自身的特点，有规律地安排工作和学习，不要过分透支自己的身体和时间。因为生活规律不仅对人的健康非常重要，也影响着人白天的活动，如果没有好的休息，就无法保证高效的学习和工作，要想精力充沛地面对新的一天的工作，就必须保持生活规律，保证充足睡眠。

第二，睡前不要过动。

睡前剧烈运动之后会引起心跳、气短，扰乱阳气，使全身处于紧张状态，四肢肌肉处乳酸堆积，从而感到腰酸腿痛，这种情况很难使人迅速入睡。所以，睡前要选择一些能使机体入静的活动，如散步、打太极拳等，有助于血液重新分配，使脑中血流流入四肢，同时对神经有镇静作用，有利于精神放松，使人的睡眠中枢工作正常，入睡顺利。

第三，睡前不宜饱餐。

中医讲"胃不和则寝不安"，晚上人要休息，肠胃也要休息。

当你进入睡眠状态之后，机体有些部分的活动节奏就会放慢，如果睡前吃得太饱，肠胃、脾、肝等器官又会忙碌起来，加重它们的负担，扰乱脾胃阳气，其他器官也得不到充分休息，大脑皮层主管消化系统的功能区也会被兴奋，从而不能安然入睡。

因此，晚餐要少吃，以七八分饱为主，避免大鱼大肉和辛辣刺激性食物，以清淡、易消化食物为主，以顾护脾胃清阳之气。

第四，睡前不要过思。

脾主思，多思会伤脾，也容易扰动心神。思、动为阳，静、眠为阴，因此，睡前宜静养心神、助阳入阴，古语"先睡心，后睡眼"说的就是这个道理。

如果你有晚上工作和学习的习惯，要提前把伤脑筋的事情做完，争取在睡觉前做些轻松的事，以便放松大脑，轻松入睡，否则大脑处于兴奋状态，就算早早躺在床上，也难以入睡。

此外，睡觉时一定要专心，不要想事，正念而睡。很多时候，失眠源于入睡时挥之不去的杂念，或是胡思乱想，或是忧虑着急，都会导致失眠。

我们要学会用主动的恒定正念，代替或排除头脑中不断涌现的散乱的杂念。正念是指能诱导、保持与深化入静状态的意念；杂念是影响入静的杂乱念头。

当被杂念干扰时，不要在床上辗转反侧，以免耗神，更难入睡。这时候你可以起坐一会儿，平复一下自己的思绪再入睡，也可利用暗示手段来催眠，如观想蓝天白云、山川大海、森林草木等。

对于我们来说，要想按照人体规律健康睡眠，早点上床酝酿情绪也很重要，这样会给自己一段慢慢沉静下来的时间。

第五，睡前避免过度激动。

人的喜怒哀乐，都会引起神经中枢的兴奋或紊乱，使人难以入睡，导致失眠。

所以，睡前要避免大的情绪波动，不要看过于激烈的电影、电视、小说，不要想过度悲伤的事情，也不要在睡前动怒，这样会使心跳加快，呼吸急促，导致失眠甚至患病。

第六，睡前忌说话。

很多人喜欢在睡觉前躺在床上聊天，其实这样做也会耗神，影响睡眠。

古人曰："肺为五脏体盖，主出声，主气，人下卧肺即收敛，此时言语，易耗肺气。"人在说话时思想活跃，会使大脑兴奋，话多易耗气，从而影响入眠。

俗话说：食不言，睡不语。因此，人在睡前不宜过多讲话。

第七，避免精神高度紧张。

很多有过失眠经历的人，一到睡觉就会莫名紧张起来，怕自己睡不着，这种情绪会让你的失眠变得更加严重。

如果保持一个良好的心态，给自己积极的心理暗示，不知不觉你就会进入梦乡。下面这个故事也许会给你一个很好的启示：

一位年轻的先生患有严重的失眠症，治了好长时间也没有治愈。有一次，他偶然遇见一位年轻漂亮的女医生，便把自己的失眠症状向她说了。

　　这位女医生给了他一片安眠药，让他试一试。

　　那一夜，这位先生终于没有失眠，而且睡得很香。

　　在接下来的两年里，他每天都从女医生那里得到一片安眠药，并借此睡个好觉。

　　终于，他变成了一个健康、快乐的人，不再依靠安眠药入睡。

　　而帮助他战胜失眠的女医生也成为了他人生的伴侣。

　　新婚的晚上，女医生才告诉他事情的真相：这两年来她给他的所有安眠药，除了第一天的那一片之外，其他的全部都是普通的维生素片。

　　在这两年时间里，女医生用手术刀把维生素片上的文字削平，再刻上安眠药的字样，好让这位先生不起疑心。

　　700多天里，每天都在小小的药片上刻字是一件很不容易的事情，所以这是一种很伟大的爱情。

　　但这个故事除了爱情之外，还告诉我们一个道理，那就是心理暗示的重要性。

　　维生素能起到和安眠药同等的作用，就在于良性的心理暗示。

　　失眠事小，但对人的伤害却很大，既伤身，又伤神。它不仅会降低你的免疫力，诱发头痛、高血压、心脏病、高血脂、老年性痴呆等疾病，还会让你白天昏昏沉沉，影响你的记忆力，降低学习和工作效率。此外，失眠还会使你无精打采，心情不好，容易发怒，久而久之，就会影响你的人际关系。

　　可见，保证充足的睡眠不仅是养生的需要，也是工作学习、社会活动的需要。我们应该从细节做起，有意识地培养自己的生物钟，养成健康的睡眠习惯。

不仅要睡饱，更要睡得好

> 养生之诀，当以睡眠居先。睡能还精，睡能养气，睡能健脾
> 益胃，睡能坚骨强筋。
>
> ——《笠翁文集》

睡眠是一个恢复体力的过程，解决了失眠的问题，并不代表就没有问题了。睡眠还有好几个要素，对睡眠的质量有着很大的影响。

第一，睡眠的用具。

无论是南方的床，还是北方的炕，在安放和装修时，都应注意要南北顺向，人睡觉时要头北脚南，以保证机体不受地磁的干扰。

床铺的硬度也要适中，如果过硬会使人不舒服，人的背部、臀部血液循环受到影响，部分身体部位悬空，得不到承托，身体不能完全放松，不得不常翻身，难以安睡；睡着后全身酸痛，致使睡眠的质量下降。当然，太软的床垫也不利于健康，人一躺下，全身都凹陷在床垫里，脊柱长时间处于不自然的弯曲状态，同样也不舒服。

枕头也是睡眠必不可少的一个伙伴，枕头选择不当，直接影响睡眠。

如果枕头过高，会使人的颈椎部处于前屈位机械性扭曲，随之增加背部肌肉紧张，造成肩部酸痛，时间长了还会变成"双下巴"，也极易造成颈椎病。

枕头过低则使头部充血，造成眼睑颜面浮肿，而且下颚会因此向上抬，容易出现张口呼吸、打鼾的情况。

如果枕头太硬，会使头部肌肉紧张，并严重影响全身肌肉的放松。

如果枕头太软，会导致颈部呈后伸状，颈部的过度牵拉将造成喉部肌肉紧张，容易加重打鼾。

所以，我们应该选择能保持颈部正常生理弧度的枕头最好。

枕高一般以睡者的一肩（约10厘米）为宜，枕头的枕心材料要有柔软感和富有较好的弹性、透气性、防潮性、吸湿性等。

此外，我们还应该注意睡眠的空间、床铺的宽度、被褥睡衣的选择等。

睡眠空间宜小不宜大。在不影响使用的情况下，睡眠空间越小越使人感到亲切与安全。

床铺宽度不宜过窄。因为人在睡眠中，大脑仍存在着警戒点，唯恐翻身时跌下床来。

被褥要柔软、轻松、保暖、干燥与清洁，睡衣要以宽松舒适为主。

第二，睡眠的姿势。

睡觉看似简单，但却有很多学问。

长期不良的睡姿，不仅会让身体形态走形，还会影响一个人的气质。

首先，俯卧位的睡眠方式不但容易压迫内脏、使呼吸不畅，而且对生殖系统也有一定影响。俯卧睡姿对女性乳房最为不利，容易使胸部受压，对于发育中的少女而言，这样的姿势会影响胸廓和乳房发育，所以要尽量避免。

其次，不宜仰卧。

古人说："睡不厌蹴，觉不厌舒。"仰卧会使全身骨骼、肌肉处于紧张状态，既不利于消除疲劳，又容易造成因手搭胸部影响呼吸而做恶梦，从而影响睡眠质量。长期仰卧还会对女性的子宫造成不利影响，这是因为在女性生殖系统的正常解剖中，子宫的位置应该是前倾前屈位，而仰卧位睡姿则容易导致后位子宫，从而引起痛经、月经量多等问题，严重的甚至会导致不孕。

再次，不宜蜷着身子睡，这样会给背部和颈部带来伤害。也不宜枕着手臂入睡，如果一睡就是几个小时一动不动，这会直接使人上臂的桡神经受到压迫性伤害，导致前臂、手腕、手指麻痹，这正是中医"通则不痛，不通则痛"的原理。

最后，不宜完全侧身睡。如果你将一侧的胳膊和腿都压住了，开始时并不觉得，但当它成为一种习惯性睡眠姿势的时候，就会出现气血淤滞的问题；左侧睡会使胃部反流向食管的酸性液体数量大大多于正常情况，而且持续不断，容易引起胃部灼痛，从而易导致胃病。

中医学认为，正确的睡觉姿势应该是向右侧卧，微曲双腿，这样，心脏处于高位，不受压迫；肝脏处于低位，供血较好，有利于新陈代谢；胃内食物借重力作用，朝十二指肠推进，可促进消化吸收。同时，全身处于放松状态，呼吸匀和，心跳减慢，大脑、心、肺、胃肠、肌肉、骨骼得到充分的休息和氧气供给。

当然，睡眠养生也不必过分拘泥于睡眠姿势，因为没有人会保持一个姿势睡到天明，一般人在每晚的睡眠中都会变换几种睡姿，这样更有利于解除疲劳。即使是右侧卧位，如果姿势长期不变，也会对肩关节造成不利影响。

第三，睡眠的外部环境。

睡眠的好坏，与周围环境关系密切。

具体说来，睡眠寝室环境包括：有颜色、声音、光线、温度、湿度、通风及其他。

颜色主要指墙壁和窗帘的颜色，不同的颜色给人不同的视觉感受。一般来说，最好选择淡蓝、浅绿、白色为佳，因为这是大海、树木、云朵的颜色，对安定情绪很有利，会给人以宁静、幽雅、舒适的感觉，使人睡意更浓。

反之，如果卧室的墙壁、窗帘都是大红色、黄色，则会很难入睡。

声音主要包括室内声音和室外声音。

安静的环境是促进睡眠的基本条件之一，周围环境的安静对入睡和睡眠的深度都是有好处的。嘈杂的环境，会使人无法静心、难以入眠。因此，卧室窗口应避免朝向街道闹市，也可以增加一些隔音设施，在睡觉前不要听过于热闹的音乐等。

人在睡觉时，眼睛虽然闭着，但仍有光感，如果对灯而睡，光亮会刺激视神经，扰乱人体内的自然平衡，致使身体的体温、心跳、血压变得不协调，从而使人感到心神不安，难以入睡，即使睡着，也容易惊醒。

所以，"静"和"暗"是睡眠的两大要素。我们在睡眠时寝室光线宜暗不宜亮，开灯睡觉是一个很不好的习惯。

人在15℃~24℃的环境中，才能获得安睡。所以，我们睡觉不要开窗，不要开风扇，不要开空调。

风为百病之始，无孔不入。因为人在睡眠之中，气血流通缓慢，体温下降，人体会在表面形成一种阳气层，阳气足的人，不会做恶梦。

晚上睡觉开窗、开空调等会吹散卫护体表的阳气，吹散以后阳气再生，再生以后又被风吹散，这样一夜过去就会把人的阳气吹干。因此，睡前应关门窗和空调，以保护体表的阳气。

而且人睡熟后，身体对外界环境的适应能力有所降低，如果当风而睡，时间长了，冷空气就会从人皮肤上的毛细血管侵入，轻者引起感冒，重者口眼歪斜。

湿度也是睡眠环境的重要组成因素，睡眠时适宜的相对湿度应为60%~70%。使用空调、暖炉时要注意湿度的维持，可在暖器上放块湿毛巾或安装一台加湿器。

我们还应保持卧室、卧具的清洁，床下不要堆积杂物，以免藏污纳垢，招致蚊虫鼠蚤的繁殖与滋生，干扰睡眠。

第四，睡眠的人体内部环境。

除了外部环境，人体自身的环境也对睡眠有着很大影响。

如何才能培养人体内部适合睡眠的环境呢？

孙思邈说，夜卧常习闭口，这是保持元气的最好方法。为了保养元气，保持卫生，不宜张口而睡。否则不仅会吸进灰尘，使得病从口入，还会使气管、肺及肋部受到冷空气的刺激，最好用鼻子呼吸，鼻毛能挡住部分冷空气和灰尘。

有的人总喜欢蒙头而睡，这也是一种很不好的习惯，会大量吸入自己呼出的二氧化碳，缺乏必要的氧气，对身体健康极为不利。

我们可以在睡前用热水泡脚 15~30 分钟，水温宜 35℃ ~40℃，这不仅对身体健康有着极大的帮助，还有助于睡眠，促进足部血管扩张，加快血液循环。

睡前梳头也有助于人体迅速进入睡眠状态，因为梳头有利于血脉通畅，松弛神经，增强脑细胞的营养供应，提高睡眠质量，延缓大脑衰老。

在辽沈、淮海、平津三大战役以及后来的渡江战役期间，毛泽东几乎每天都是通宵达旦地工作。

在东北战场的紧要关头，毛泽东已经两天三夜没有合眼了，他的贴身卫士李银桥想了很多办法劝主席睡一会儿觉，但都不管用。

李银桥一着急，便脱口而出："主席，您不尊重人，我正式向您提意见。"

这句话一出，他自己也有点惊讶，不过这句话倒是引起了毛泽东的注意，因为他一直强调要密切联系群众。

李银桥继续说道："主席对我们卫士说的话，有时非常不尊重。"

毛泽东笑了一笑，心里也明白了李银桥的意思，但仍然放不下手中的工作。

李银桥只得搬来一张躺椅，对主席说："主席，您躺在椅子上看文件，我给您梳头，这样既不影响您工作，又可以休息。"

一阵软磨硬泡之后，毛泽东终于"让步"，同意了他的这个建议。

于是，在毛泽东躺在椅子上批阅文件的时候，李银桥一遍又一遍地为他梳头。不知不觉，毛泽东就睡着了。

从那之后，李银桥给毛泽东睡前梳头的做法一直坚持了下来，毛泽东也很乐于接受这样一个解乏催眠的好方法。

只要我们掌握科学睡眠的这几个要素，就能更好地提高睡眠质量，从而有更加充沛的精力投入新的一天。

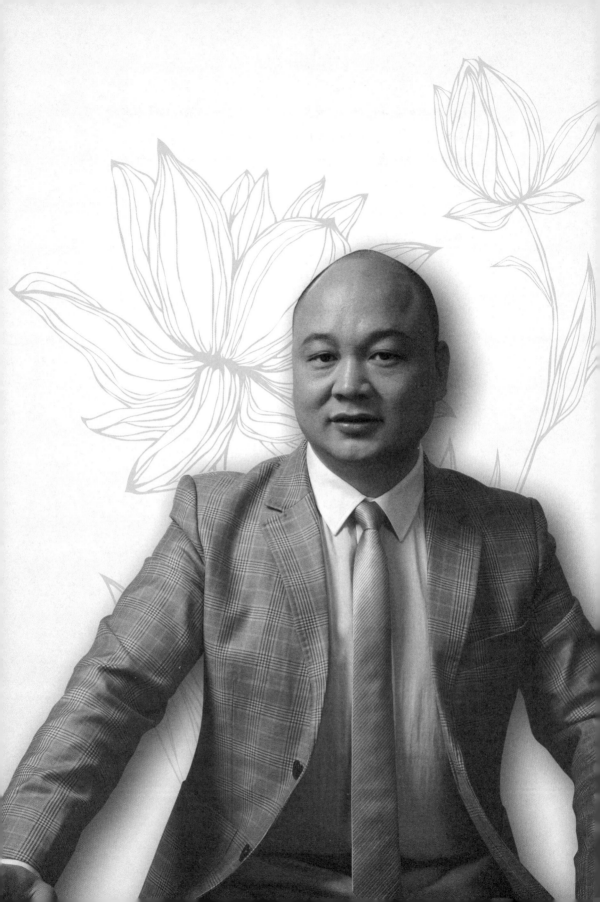

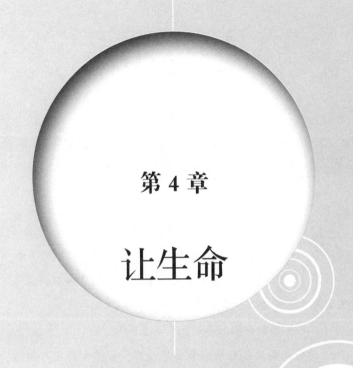

第 4 章

让生命

"动" 起来

导 读

动物学家发现，大象在野外生活可活至 200 岁，一旦被俘获关进动物园，尽管生活条件比野外好，但却活不到 80 岁；野兔平均可活 15 年，但被养在笼子里的家兔，平均寿命只有 4～5 岁；野猪的寿命也比家猪长 1 倍多。

为什么野生动物会比家养动物寿命长呢？

很重要的一条就是野生动物为了生存，常常需要东奔西跑，身体得到了很好的运动。

"动则不衰"是一则古老的养生谚语，也揭示了运动对身体健康的意义。

运动养生是指用活动身体的方式维护健康、增强体质、延长寿命、延缓衰老的养生方法，但运动包括很多种，也有很多需要注意的问题。

在这一章里，我们不仅介绍了常见的体育锻炼方式，也讲述了中华民族的传统健身术，以及运动养生需要注意的一些问题。

运动只是形式，养生才是目的。运动形式灵活多样，且可以自创，只要能够达到健身的目的就行。

一般来说，合理运动公式为：年龄＋心率（运动）=170

生命在于运动

> 养备而动时，则天不能病；养略而动罕，则天不能使之全。
>
> ——《荀子·天论》

很多人经常问我，我总是感觉身体哪里不舒服，该吃点什么好呢？我总感觉体力不好，怎样调理才能让我有点力气呢？我长得太胖了，走两步就会喘个不停，吃什么才能让我更苗条呢？我天天坐办公室，颈椎出现很大的问题，怎么才能让它不疼呢？我体质很差，稍微一运动就会浑身疼痛，而且很容易生病，怎样才能让我身体更加健康呢？

这些问题也是很多人想问的，答案其实很简单：运动！

动则不衰，炼则寿长。如果你每天晚上不睡觉，白天不起床，饮食不规律，每天不运动，那么你的体力不好、肥胖、不健康，只能怪自己。

其实问这些问题的人都存在一种侥幸心理，那就是想不劳而获。

"吃肉多爽啊，在家睡觉多舒服啊，运动多累啊，可不可以坐着就能减肥，躺着就能获得体力，吃大鱼大肉就能身体健康呢？"

正因为懒人越来越多，现在很多的减肥药、保健品都很火。越来越多的人更愿意去相信吃点东西就能拯救自己的健康危机，不愿意付出任何行动和辛苦，幻想通过外在的帮助让自己的身体一下子好起来。

这是现代很多人的心态，不愿意改变自己，只想得到结果。

这种心理与古代有些人想拿到仙丹让自己长生不老的想法相似，

但却是异想天开。

其实，对于健康而言，改变一个坏习惯，会比你寻求药物、外在的帮助要重要得多。

之前，我们讲过甲乙丙三个人到山里拜访两位百岁老和尚的故事。

在第一个百岁老人那里，他们明白了吃素菜及杂食可延年益寿的道理。

接下来，他们一行三人又继续去拜访了另外一个庙里的老人。

到了那里，大家招待依然很热情，和尚们都忙忙碌碌，十分勤快。而百岁老人居然也没有闲着，庙里这么多人的饮用水，全部都是由老人一个人从山下深泉里提上山的。

每天早上，他总是第一个起床到山下去打水，水打够之后，他又会拿着农具带领着弟子们去田里干活，从不嫌累。

冬天的时候，在滴水成冰的早上，当其他的人还留恋暖和的被窝时，老人就会第一个踏着冰霜，做操、练拳、跑步，直至全身出汗脱衣服，脱到赤膊为止，而有些刚刚起床观看的人则在一边冻得直打哆嗦。

当甲乙丙三人向这位老人请教长寿之道时，他只说了一句"生命在于运动"。

为什么要说"生命在于运动"呢？

人的一生要经历生长、发育、衰老和死亡的过程，这是我们不可抗拒的自然规律。大到人的组织、系统和器官，小到体内的每个细胞，它们时时刻刻都在不断地进行着生命的新陈代谢。你吃进去的东西，也要通过胃肠的蠕动才能消化。哪怕人处在睡眠状态，体内的新陈代谢也在无休止地进行，一旦新陈代谢停止，就意味着生命的结束。

我国古代著名医药学家孙思邈，活了101岁，被誉为"药王"，他近百岁时身体依然很强健。

有人曾询问他长寿的原因，他说："四体勤奋，每天劳动，行医看病，上山采药，节制饮食，细嚼缓咽。"

由此可见，孙思邈的长寿与运动有着密切关系。

所以说生命在于运动。早在几千年前，体育运动就被作为健身、防病的重要手段之一。

实践证明，运动可以代替药物，但任何药物也代替不了运动。

俗话说，天有三宝：日、月、星；地有三宝：水、火、风；人有内三宝：精、气、神，外三宝：耳、目、口，要想长寿延年，必须"常使内三宝不逐物而流，外三宝不诱中而扰"。

而运动则可以填充一个人的"内三宝"，即精、气、神，也可以改善一个人的"外三宝"，即耳、目、口。

通过运动，内练精神、脏腑、气血，外练筋骨、肌肉、四肢，可以使内外和谐，气血周流，感觉灵敏，整个机体都会处于"阴平阳秘"的状态，从而防治百病，老而不衰。

我们来介绍几种常见的体育运动方法：

第一，体力劳动。

恩格斯曾说过："劳动创造了人类本身。"

《老老恒言消遣》中说："拂尘涤砚，焚香烹茶，插瓶花，上帘钩，事事不妨亲身之，使时有小劳，筋骸血脉，乃不凝滞。"

适当的体力劳动能够舒展筋骸，流畅气血，调济精神，强身健体，使体质得到加强。不仅具有正常劳动能力的年轻人需要进行一些体力劳动，老年人也应该适当地通过劳动来进行活动，这样才符合养生之道。

第二，散步。

我们常说"饭后百步走，活到九十九"，散步是一种很好的养生方式，经常散步可以舒筋活血，缓解疲劳，还有利于食物的消化。

古人就很提倡散步养生，"步主筋，步则筋舒而四肢健"，"散步所以养其神"，这些都在讲述散步的作用。

散步是最好的抗高血压运动。从人体的血液循环系统来讲，人在行走时，通过肌肉的反复收缩，促使血管收缩与扩张，促进血液循环，从而降低血压。

不仅如此，散步的时间也很有讲究。

首先，提倡食后散步。《老老恒言》里说："饭后食物停胃，必缓行数百步，散其气以输于脾，则磨胃而易腐化。"这说明饭后散步能健脾消食，延年益寿。

一日之计在于晨。早晨起床后，宜在庭院之中，或在林荫道等空气清新、四周宁静之地散步，但要注意气候变化，适当增减衣服。

其次，提倡春日散步。

春天是万物复苏的季节，人也应该顺应自然的规律，随春生之势而动，所以春天多散步是适应时令的养生法。

再次，提倡睡前散步。

《柴岩隐书》曰："每夜欲睡时，绕室行千步，始就枕。"这是因为"善行则身劳，劳则思息"，睡前散步是"以动求静"，有助于入睡。

散步也要讲究量，一般情况下，以每天走万步为宜，大概需要锻炼半个小时到一个小时，每个人都要根据自己的身体状况和年龄来制定出自己的散步速度和时间。

第三，跑步。

跑步是最好的抗衰老运动。有节奏的较长时间的跑步运动，能够吸进大量的氧气，促进新陈代谢。同时，它又能调节人的情绪，缓解交感神经的过度兴奋与紧张，缓解现代社会高节奏和高压力带来的紧张心理，能培养人们克服困难、刻苦耐劳的顽强意志。

跑步还能提高迷走神经的兴奋性，加速血液循环的运行，消除血管特别是脑血管的隐患问题。经常坚持跑步还有助于心肺功能健康，能让心肌供氧状态得到改善，使心肌纤维变粗、心脏收缩力增强，从而提高心脏工作能力。

不仅如此，跑步时，人体内的血液循环加快，对排泄系统的有害物质起到清洗作用，从而使有害物质难以在体内停留和扩散。

平时没有体育锻炼习惯的人在跑步时应该循序渐进，不要过快、过量。如果运动速度和运动量超出自己的身体负荷，有可能会造成猝死或者其他运动伤害。

研究者认为，持续跑步 3~4 分钟后，安静时脉搏次数不应少于跑步时的一半。对于轻度活动就有胸闷、头痛、头晕等不适症状的人，在跑步时应先咨询医生的意见。

第四，弹跳。

弹跳运动是一种全身性运动，能够增强血液循环，使血液更好地流向大脑，从而更好地为大脑供氧。不仅如此，弹跳运动能促进大脑多种神经递质的活力，促进大脑的思维反应能力，使你的思想更加活跃，判断更加准确。

所以，弹跳是很好的健脑运动，可以减轻智力衰退，预防痴呆症。

跳远、跳高、跳绳都属于弹跳运动。

第五，游泳。

游泳是最适合减肥的运动。一般来说，增氧运动都能起到减肥的效果，但手脚并用的运动更好。

当然，运动的方式和方法还有很多，无论是什么运动，我们都要做到持之以恒，坚持到底，如果只是心血来潮，根本不会产生什么效果。坚持运动不仅对我们的身体健康有很好的帮助，而且对我们的心灵也有好处，它可以让你的心情变好，还可以缓解压力。

不得不提的传统健身术

> 流水不腐，户枢不蠹，动也。
>
> ——《吕氏春秋·尽数》

我国古代用"流水不腐，户枢不蠹"来比喻运动的好处。

提到运动，我们在了解西方体育项目的同时，不能忘记中国的传统健身术。

传统健身术是我国传统历史文化的一部分，也是养生的重要部分。

世界卫生组织对健康的定义是：健康不只是身体状态的健康，也包括精神世界的安宁。

我国的传统文化，尤其是传统哲学、养生学为传统健身术提供了"天人合一"的理论基础，而健身术又为传统文化提供了具体的实践方式，实现了人身与心的和谐发展。

我国的传统健身术，内容十分丰富，如五禽戏、太极拳、易筋经、八段锦等各种气功和武术运动等，虽然种类不同，套路和功法各具特色，但目的都是使人体各部位的关节筋骨得到充分的锻炼，使百脉通畅，气血调和，各系统的机能活跃，从而使身体健康，达到长寿目的。

第一，太极拳。

可以说，太极拳是我国独有的户外运动健身方式，是我们传统的健身瑰宝，同时也是我们文化传统的精华。

太极拳是在传统养生法"导引术"和"吐纳术"的基础上发展起来的独特健身运动，主张"以意导气，以气运身"，对我们的身体尤其是老年人的养生起着很大的积极作用。

作为一项体育运动，太极拳之所以具有养生保健功能，其奥秘在于"一动无不动"的身体活动，能给各组织器官一定的强度和量的刺激，使体质朝着增强的方向上转化和发展。对于中老年人和慢性病人来说，能推迟其身体各组织器官结构和功能上的退化，有效地起到健身、疗疾、延缓衰老的作用。

太极拳讲究松静安舒，周身协调，通畅气血，阴阳平衡，以意领行，导引经络，气贯全身，神形合一，刚柔相济，以柔克刚，它能从整体上把握人体状态，调整神经系统和内脏器官的状态，增进人们的身心健康。

第二，五禽戏。

五禽戏是一种中国传统的健身方法，是通过模仿虎、鹿、熊、猿、鸟（鹤）五种动物的动作，以保健强身的一种气功功法。

作为中国民间广泛流传的健身方法，五禽戏有着很大的养生价值。下面我们来看一下历代养生学家称赞的五禽戏全套功法演练以及图解。

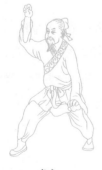

虎戏

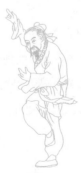

鹿戏

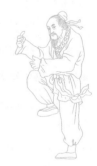

熊戏

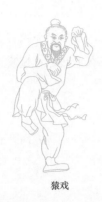

猿戏

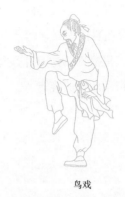

鸟戏

虎戏

跟靠拢成立正姿势，两臂自然下垂，两眼平视前方。

左式

1. 两腿屈膝下蹲，重心移至右腿，左脚虚步，脚掌点地靠于右脚内踝处，同时两掌握拳提至腰两侧，拳心向上，眼看左前方。

2. 左脚向左前方斜进一步，右脚随之跟进半步，重心坐于右腿，左脚掌虚步点地，同时两拳沿胸部上抬，拳心向后，抬至口前两拳相对翻转变掌向前按出，高与胸齐，掌心向前，两掌虎口相对，眼看左手。

右式

1. 左脚向前迈出半步，右脚随之跟至左脚内踝处，重心坐于左腿，右脚掌虚步点地，两腿屈膝，同时两掌变拳撤至腰两侧，拳心向上，眼看右前方。

2. 与左式 2 同，唯左右相反。如此反复左右虎扑，次数不限。

鹿戏

身体自然直立，两臂自然下垂，两眼平视前方。

左式

1. 右腿屈膝，身体后坐，左腿前伸，左膝微屈，左脚虚踏；左手前伸，左臂微屈，左手掌心向右，右手置于左肘内侧，右手掌心向左。

2. 两臂在身前同时逆时针方向旋转，左手绕环较右手大些，同时要注意腰胯、尾骶部的逆时针方向旋转，久而久之，过渡到以腰胯、尾骶部的旋转带动两臂的旋转。

右式

动作与左式相同，唯方向左右相反，绕环旋转方向亦有顺逆不同。

熊戏

身体自然站立，两脚平行分开与肩同宽，双臂自然下垂，两眼平视前方。先右腿屈膝，身体微向右转，同时右肩向前下晃动，右臂亦随之下沉，左肩则向外舒展，左臂微屈上提，然后左腿屈膝，其余动作与上左右相反。如此反复晃动，次数不限。

猿戏

脚跟靠拢成立正姿势，两臂自然下垂，两眼平视前方。

左式

1. 两腿屈膝，左脚向前轻灵迈出，同时左手沿胸前至口平处向前如取物样探出，将达终点时，手掌撮拢成钩手，手腕自然下垂。

2. 右脚向前轻灵迈出，左脚随至右脚内踝处，脚掌虚步点地，同时右手沿胸前至口平处时向前如取物样探出，将达终点时，手掌撮拢成钩手，左手同时收至左肋下。

3. 左脚向后退步，右脚随之退至左脚内踝处，脚掌虚步点地，同时左手沿胸前至口平处向前如取物样探出，最终成为钩手，右手同时收回至右肋下。

右式

动作与左式相同，唯左右相反。

鸟戏

两脚平行站立，两臂自然下垂，两眼平视前方。

左式

1. 左脚向前迈进一步，右脚随之跟进半步，脚尖虚点地，同时两臂慢慢从身前抬起，掌心向上，与肩平时两臂向左右侧方举起，随之深吸气。

2. 右脚前进与左脚相并，两臂自侧方下落，掌心向下，同时下蹲，两臂在膝下相交，掌心向上，随之深呼气。

右式

同左式，唯左右相反。

第三，易筋经。

易筋经是一种以强身壮力为主的锻炼方法，"易"有变易的意思，"筋"指筋脉，共有 12 式，它的主要特点是动静结合，内静以收心调息，外动以强筋壮骨。

古代相传的易筋经姿势及锻炼法有 12 式，下面我们就来看一看流传至今的完整的易筋经套路式锻炼方法。

其预备式为：两腿开立，头端平，口微闭，调呼吸。含胸，直腰，蓄腹，松肩，全身自然放松。

1. 韦驮献杵第一势

两臂曲肘，徐徐平举至胸前成抱球势，屈腕立掌，指头向上，掌心相对（10 厘米左右距离）。此动作要求肩、肘、腕在同一平面上，合呼吸酌情做 8~20 次。

诀曰：立身期正直，环拱手当胸，气定神皆敛，心澄貌亦恭。

2. 横担降魔杵

两足分开，与肩同宽，足掌踏实，两膝微松；两手自胸前徐徐外展，

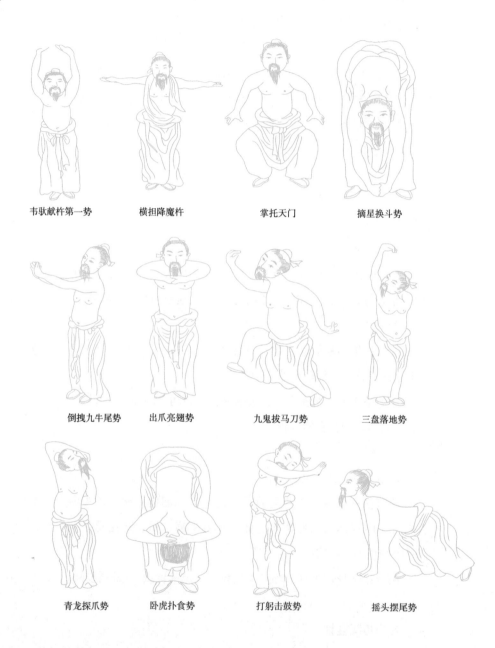

韦驮献杵第一势　　横担降魔杵　　掌托天门　　摘星换斗势

倒拽九牛尾势　　出爪亮翅势　　九鬼拔马刀势　　三盘落地势

青龙探爪势　　卧虎扑食势　　打躬击鼓势　　摇头摆尾势

至两侧平举；立掌，掌心向外；吸气时胸部扩张，臂向后挺；呼气时，指尖内翘，掌向外撑。反复进行 8~20 次。

诀曰：足指挂地，两手平开，心平气静，目瞪口呆。

3. 掌托天门

两脚开立，足尖着地，足跟提起；双手上举高过头顶，掌心向上，两中指相距 3 厘米；沉肩曲肘，仰头，目观掌背。舌舐上腭，鼻息调匀。吸气时，两手用暗劲尽力上托，两腿同时用力下蹬；呼气时，全身放松，两掌向前下翻。收势时，两掌变拳，拳背向前，上肢用力将两拳缓缓收至腰部，拳心向上，脚跟着地。反复 8~20 次。

诀曰：掌托天门目上观，足尖着地立身端。力周腿胁浑如植，咬紧牙关不放宽，舌可生津将腭舐，鼻能调息觉心安。两拳缓缓收回处，用力还将挟重看。

4. 摘星换斗势

右脚稍向右前方移步，与左脚形成斜八字，随势向左微侧；屈膝，提右脚跟，身向下沉，右虚步，右手高举。

伸直，掌心向下，头微右斜，双目仰视右手心；左臂曲肘，自然置于背后。吸气时，头往上顶，双肩后挺；呼气时，全身放松，再左右两侧交换姿势锻炼。连续 5~10 次。

诀曰：只手擎天掌覆头，更从掌内注双眸。鼻端吸气频调息，用力回收左右伴。

5. 倒拽九牛尾势

右脚前跨一步，屈膝成右弓步。右手握拳，举至前上方，双目观拳，左手握拳；左臂屈肘，斜垂于背后。吸气时，两拳紧握内收，右拳收至右肩，左拳垂至背后；呼气时，两拳两臂放松还原为本势预备动作。再身体后转，成左弓步，左右手交替进行，随呼吸反复5~10次。

诀曰：两腿后伸前屈，小腹运气空松；用力在于两膀，观拳须注双瞳。

6. 出爪亮翅势

两脚开立，两臂前平举，立掌，掌心向前，十指用力分开，虎口相对，两眼怒目平视前方，随势脚跟提起，以两脚尖支持体重。再两掌缓缓分开，上肢成一字样平举，立掌，掌心向外，随势脚跟着地。吸气时，两掌用暗劲伸探，手指向后翘；呼气时，臂掌放松，连续8~12次。

诀曰：挺身兼怒目，推手向当前；用力收回处，功须七次全。

7. 九鬼拔马刀势

脚尖相衔，足跟分离成八字形，两臂向前成叉掌立于胸前。左手屈肘经下往后，成勾手置于身后，指尖向上；右手由肩上屈肘后伸，拉住左手指，使右手成抱颈状。足趾抓地，身体前倾，如拔刀一样。吸气时，双手用力拉紧，呼气时放松，左右交换，反复5~10次。

诀曰：侧首弯肱，抱顶及颈；自头收回，弗嫌力猛；左右相轮，身直气静。

8. 三盘落地势

左脚向左横跨一步，屈膝下蹲成马步，上体挺直，两手叉腰，再屈肘翻掌向上，小臂平举如托重物状；稍停片刻，两手翻掌向下，小臂伸直放松，如放下重物状。动作随呼吸进行，吸气时，如托物状；呼气时，如放物状，反复5~10次。收功时，两脚徐徐伸直，左脚收回，两足并拢，成直立状。

诀曰：上腭坚撑舌，张眸意注牙；足开蹲似踞，手按猛如拿；两掌翻齐起，千斤重有加；瞪目兼闭口，起立足无斜。

9.青龙探爪势

两脚开立，两手成仰拳护腰。右手向左前方伸探，五指捏成勾手，上体左转。腰部自左至右转动，右手亦随之自左至右水平划圈，手划至前上方时，上体前倾，同时呼气；划至身体左侧时，上体伸直，同时吸气。左右交换，动作相反，连续 5~10 次。

诀曰：青龙探爪，左从右出；修士效之，掌气平实；力周肩背，围收过膝；两目平注，息调心谧。

10.卧虎扑食势

右脚向右跨一大步，屈右膝下蹲，成右弓左仆腿势；上体前倾，双手撑地，头微抬起，目注前下方。吸气时，同时两臂伸直，上体抬高并尽量前探，重心前移；呼气时，同时屈肘，胸部下落，上体后收，重心后移，蓄势待发。如此反复，随呼吸而两臂屈伸，上体起伏，前探后收，如猛虎扑食。动作连续 5~10 次后，换左弓右仆脚势进行，动作如前。

诀曰：两足分蹲身似倾，屈伸左右腿相更；昂头胸作探前势，偃背腰还似砥平；鼻息调元均出入，指尖著地赖支撑；降龙伏虎神仙事，学得真形也卫生。

11.打躬击鼓势

两脚开立，脚尖内扣，双手仰掌缓缓向左右而上，用力合抱头后部，手指弹敲小脑后片刻，配合呼吸做屈体动作。吸气时，身体挺直，目向前视，头如顶物；呼气时，直膝俯身弯腰，两手用力使头探于膝间作打躬状，勿使脚跟离地。根据体力反复 8~20 次。

诀曰：两手齐持脑，垂腰至膝间；头惟探胯下，口更齿牙关；掩耳聪教塞，调元气自闲；舌尖还抵腭，力在肘双弯。

12. 摇头摆尾势

两腿开立，双手仰掌由胸前徐徐上举至头顶，目视掌而移，身立正直，勿挺胸凸腹。十指交叉，旋腕反掌上托，掌以向上，仰身，腰向后弯，目上视，然后上体前屈，双臂下垂，推掌至地，昂首瞪目。呼气时，屈体下弯，脚跟稍微离地；吸气时，上身立起，脚跟着地，如此反复 21 次。收功：直立，两臂左右侧举，屈伸 7 次。

诀曰：膝直膀伸，推手自地；瞪目昂头，凝神一志；起而顿足，二十一次。

第四，八段锦。

八段锦功法是一套独立而完整的健身功法，起源于北宋，至今共八百多年的历史。古人把这套动作比喻为"锦"，意为五颜六色，美而华贵。顾名思义，八段锦是由八节动作组成的一种健身运动方法。全套动作精炼，运动量适度，其每节动作的设计，都针对一定的脏腑或病症的保健与治疗需要，有疏通经络气血、调整脏腑功能的作用。

八段锦的体势有坐势和站势两种。坐势练法恬静，运动量小，适于起床前或睡觉前穿内衣锻炼；站势运动量大，适于各种年龄、各种身体状况的人锻炼。

下面我们就来学习一下众多养生学家推崇并流传至今的八段锦养生练法。

1. 宁神静坐：采用盘膝坐式，正头竖颈，两目平视，松肩虚腋，腰脊正直，两手轻握，置于小腹前的大腿根部。要求静坐 3~5 分钟。

2. 手抱昆仑：牙齿轻叩二三十下，口水增多时即咽下，谓之"吞津"。随后将两手交叉，自身体前方缓缓上起，经头顶上方将两手掌心紧贴在枕骨处，手抱枕骨向前用力，同时枕骨后用力，使后头部肌肉产生一张一弛的运动，如此行十数次呼吸。

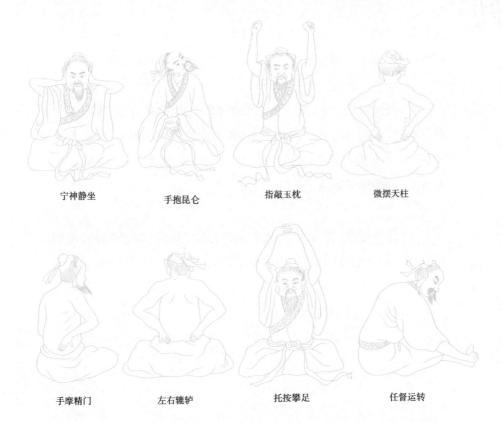

宁神静坐　　　　　手抱昆仑　　　　　指敲玉枕　　　　　微摆天柱

手摩精门　　　　　左右辘轳　　　　　托按攀足　　　　　任督运转

3. 指敲玉枕：接上式，以两手掩位双耳，两手的食指相对，贴于两侧的玉枕穴上，随即将食指搭于中指的指背上，然后将食指滑下，以食指的弹力缓缓地叩击玉枕穴，使两耳有咚咚之声。如此指敲玉枕穴十数次。

4. 微摆天柱：头部略低，使头部肌肉保持相对紧张，以左右"头角"的颈，将头向左右频频转动。如此一左一右地缓缓摆撼天柱穴 20 次左右。

5. 手摩精门：做自然深呼吸数次后，闭息片刻，随后将两手搓热，以双手掌推摩两侧肾俞穴二十次左右。

6. 左右辘轳：接上式，两手自腰部顺势移向前方，两脚平伸，手指分开，稍作屈曲，双手自肋部向上划弧如车轮形，像摇辘轳那样自后向前做数次运动，随后再按相反的方向向后做数次环形运动。

7. 托按攀足：接上式，双手十指交叉，掌心向上，双手做上托劲；稍停片刻，翻转掌心朝前，双手做向前按推劲。稍作停顿，即松开交叉的双手，顺势做弯腰攀足的动作，用双手攀两足的涌泉穴，两膝关节不要弯曲。如此锻炼数次。

8. 任督运转：正身端坐，鼓漱吞津，意守丹田，以意引导内气自中丹田沿任脉下行至会阴穴接督脉沿脊柱上行，至督脉终结处再循任脉下行。

八段锦站式的练法如下：

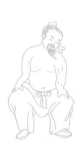
"双手托天理三焦"法

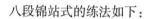
"左右开弓似射雕"法

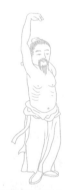
"调理脾胃须单举"法

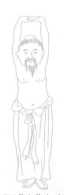
"五劳七伤向后瞧"法

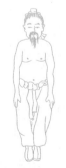
"摇头摆尾去心火"法

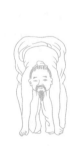
"两手攀足固肾腰"法

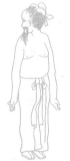
"攒拳怒目增气力"法

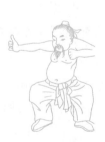
"背后七颠百病消"法

1."双手托天理三焦"法

自然站立，两足平开，与肩同宽，含胸收腹，腰脊放松，正头平视，口齿轻闭，宁神调息，气沉丹田。双手自体侧缓缓举至头顶，转掌心向上，用力向上托举，足跟亦随双手的托举而起落。托举六次后，双手转掌心朝下，沿体前缓缓按至小腹，还原。

此法可吐故纳新，调理脏腑功能，消除疲劳，滑利关节，尤其是对上肢和腰背。

2."左右开弓似射雕"法

自然站立，左脚向左侧横开一步，身体下蹲成骑马步，双手虚握于两髋之外侧，随后自胸前向上划弧提于与乳平高处。右手向右拉至与右乳平高，与乳距约两拳许，意如拉紧弓弦，开弓如满月；左手捏剑诀，向左侧伸出，顺势转头向左，视线通过左手食指凝视远方，意如弓剑在手，等机而射。稍作停顿后，随即将身体上起，顺势将两手向下划弧收回胸前，并同时收回左腿，还原成自然站立。此为左式，右式反之，左右调换练习六次。

此法通过扩胸伸臂可以增强胸肋部和肩臂部肌力，有开胸吸气、舒肝之作用；加强呼吸和血液循环，预防胸部乳腺问题，有助于进一步纠正姿势不正确所造成的病态。

3."调理脾胃须单举"法

自然站立，左手缓缓自体侧上举至头，翻转掌心向上，并向左外方用力举托，同时右手下按附应。举按数次后，左手沿体前缓缓下落，还原至体侧；右手举按动作同左手，惟方向相反。

此法有助于防治胃肠病。

4."五劳七伤向后瞧"法

自然站立，双脚与肩同宽，双手自然下垂，宁神调息，气沉丹田。头部微微向左转动，两眼目视左后方，稍停顿后，缓缓转正，再缓缓转向右侧，目视右后方稍停顿，转正。如此六次。

此法可消除疲劳，健脑安神，调整脏腑功能，防治颈肩酸痛。

5. "摇头摆尾去心火"法

两足横开，双膝下蹲，成"骑马步"。上体正下，稍向前探，两目平视，双手反按在膝盖上，双肘外撑。以腰为轴，头脊要正，将躯干划弧摇转至左前方。左臂弯曲，右臂绷直，肘臂外撑，头与左膝呈一垂线，臀部向右下方撑劲，目视右足尖。稍停顿后，随即向相反方向，划弧摇至右前方。反复六次。

此法可健肾，去心火。

6. "两手攀足固肾腰"法

松静站立，两足平开，与肩同宽。两臂平举自体侧缓缓抬起至头顶上方，转掌心朝上，向上作托举劲。稍停顿，两腿绷直，以腰为轴，身体前俯，双手顺势攀足，稍作停顿，将身体缓缓直起，双手右势起于头顶之上，两臂伸直，掌心向前，再自身体两侧缓缓下落于体侧。

此法可增强腰部及下腹部的力量，但高血压和动脉硬化患者，头部不宜垂得太低。

7. "攒拳怒目增气力"法

两足横开，两膝下蹲，呈"骑马步"。双手握拳，拳眼向下。左拳向前方击出，顺势头稍向左转，两眼通过左拳凝视远方，右拳同时后拉，与左拳出击形成一种"争力"。随后，收回左拳，击出右拳，要领同前。反复六次。

此法可激发经气，加强血运，增强肌力。

8.“背后七颠百病消”法

两足并拢，两腿直立，身体放松，两手臂自然下垂，手指并拢，掌指向前。随后双手平掌下按，顺势将两脚跟向上提起，稍作停顿，将两脚跟下落着地。反复练习六次。

此法可疏通背部经脉，调整脏腑功能。长期坚持练习八段锦可增强体质，防止疾病。

我国传统健身术是形神兼备、身心并练、内外兼修的运动，在锻炼时会结合很多"行"与"神"、"内"与"外"和谐的理念，力求以柔克刚，无往而不胜，这对西方体育锻炼是一种很好的补充。

养生切忌"盲"动

> 人体欲得劳动，但不当使极尔耳，动摇则谷气得消，血脉流通，病不得生。譬如户枢，终不朽也。
>
> ——《三国志·魏书·华佗传》

我们已经知道，运动是健康养生的必要条件之一，于是有的人急于求成，希望快点看到运动的成果，也有的人误以为运动越多就会对身体越好，于是就会进行频繁而剧烈的运动，结果非但没有达到养生的效果，反而让自己的身体越来越糟糕。

比如有的人听说每天多走路对身体好，于是每天走很远的路，结果三个月之后住院了，因为运动量过大膝盖积水；有的人参加马拉松比赛，由于跑得过于激烈，结果猝死了；有的人看到运动员能从高台上跳下来，自己也去试，结果骨折了……这些都是过度运动而产生的危害。

西晋史学家陈寿曾说："人体欲得劳动，但不当使极尔耳，动摇则谷气得消，血脉流通，病不得生。譬如户枢，终不朽也。"

这段话的意思是说，人必须经常活动锻炼，才能使食物消化，血脉流通，保持健康；然而活动不宜过度，过度就会产生疲倦，神思不振，甚而使部分器官受损，反而有害于健康。

由此可见，"生命在于运动"，但未必在于"盲动"。有些人急于求成，希望快点看到运动的效果，有的人误以为运动越多身体越好，因此进行过于频繁剧烈的运动，结果往往适得其反。

　　过度运动的危害有很多，比如会导致未老心"衰"，尤其是对于高血压和心脏病人来说更是如此。因为这些人本身气就很虚，如果进行适度的运动是对身体有帮助的，如果过度运动超出了心脏的承受负荷，则会加重心脏的负担，致使血压升高和心衰。

　　过度运动会导致记忆力下降，影响智力，尤其是对于孩子来说更甚。因为孩子正处在生长发育期间，气还不足，大脑功能还没有发育完善，如果高强度的运动不仅容易受伤，还会影响智力。

　　在人的大脑侧面，有一个像海马一样凸起的部分被称作海马体，它是大脑中主管学习和记忆的组织。

　　美国加利福尼亚州拉霍亚"索尔生物研究中心"的研究人员通过动物实验发现，喜欢在滚轮上走动的老鼠，其大脑内的海马体上会长出新的细胞，而被关闭在普通笼子里的老鼠，则没有长出新的细胞。

　　由此研究人员认为，人如果能经常进行有规律的、适量的运动，也能让大脑中的海马体长出更多的细胞，让人的思维、感觉和反应都能更灵敏，从而让人变得更聪明。

　　大强度运动却会对大脑机能造成损害。短期的大强度运动使大脑皮层活动减少，长时间的大强度运动则使广泛的脑组织兴奋性降低。

　　对于女性来说，运动过度容易患上妇科病。国外有调查表明，18岁以上的女运动员，很多都具有月经不规律的症状，因为剧烈运动会抑制下丘脑的功能，阻滞下丘脑促性腺激素释放激素，干扰了月经。如果在生理期剧烈运动，还可能导致月经血从子宫逆流入盆腔。

　　如果你想减肥，以为过度运动会让自己更快地变瘦，那么你就大错特错了。适当的运动能提高身体的基础代谢率，消耗热量，因此有助于减肥瘦身。但强度太大的运动并不会消耗更多的脂肪，尤其是在无氧运动时，肌糖原无氧酵解过程中产生的代谢产物是乳酸，乳酸在有氧条件下在肝脏中大部分分解为二氧化碳和水，一部分重新合成肝糖原，但也有少量乳酸通过代谢合成脂肪。

所以，过度运动并不会促进减肥，一般情况下，运动半个小时到一个小时的时间是适度运动，能够达到最佳的瘦身效果。

总之，过度的运动并不是养生，反而会伤害身体的正气。人体总需要一定的休息时间，这样才能更好地应对身体的消耗和突然的损伤。我们应该把握"运动"和"过度运动"之间的界限，按照健康的方法进行强身健体运动，尽量避免过度运动带给身体的损伤。

那么，如何把握运动的"度"呢？过度运动身体又会出现哪些信号呢？

第一，胸部大汗，心慌气短。

汗为心之液。运动出汗是正常的，但如果前胸大汗，而且伴有心慌气短等症状，那就有可能是运动过度使心脏受到影响的信号，这时应该停止剧烈的运动。

第二，头晕心慌，眼前发黑。

在任何运动和活动进行中或进行后的头痛感都是不正常的。如果你在运动时有头痛的感觉，是心、脑供血不良的信号，那么你应该立即停止运动，坐下休息，降低头部位置，以保证脑部供血。如果严重的话，最好去检查一下身体，要侧重于神经、心脑血管系统检查。

第三，头晕目眩，恶心呕吐。

在健身活动中，除了在开始练习某些旋转动作之外，都不应该出现头晕的感觉。如果发生持久或短暂的头晕恶心，是运动过度的先兆，应停止运动，及时进行脑血管系统和颈椎方面的检查。

第四，失眠梦多。

如果你经过运动之后，睡眠质量出现问题，整日昏昏欲睡，提不起精神，到了晚上明明很累却毫无睡意，这有可能是心阴受损的信号，是身体处于过度运动的状态，必须减少运动量。

第五，疲惫无力。

运动的目的是为了减缓繁忙工作带来的疲惫感，但如果你在运动之后不仅没有改变疲劳状态，甚至让自己更加疲惫，那么就应该重新制定自己的运动计划了。

此外，这也有可能是肝脏受损的征兆。中医认为，肝为"罢极之本"，有肝病的人应减少运动量。

第六，喘息气粗。

喘也是运动中的一种正常现象，随着运动时间和强度的不同，也会发生不同程度的喘，但这样的喘经过休息是可以恢复的。如果轻微的活动就会喘个不停，而且在休息很长时间之后都不能恢复，这就有可能是肺受损的信号。肺受损则气粗，肺气虚则喘息无制，出现这种情况时应停止运动。

第七，四肢无力。

经过一段时间的运动，力气减少是正常的，但一般在休息15分钟左右就会恢复体力。如果持续数日仍是四肢无力的症状，而且胃胀不食，则是脾受损的信号，因为脾主四肢肌肉，应减少运动量。

第八，肌肉酸痛，关节疼痛。

运动的人，尤其是长期不运动的人在刚开始运动时都会引起某部位肌肉酸痛，这属正常现象。但如果肌肉持续酸痛不止，也不要大意，而是应该去检查一下肌肉软组织是否受损。

如果关节或者关节附近有疼痛感，甚至产生关节功能障碍，应考虑韧带是否拉伤，或者筋骨出现疲劳性骨折或骨膜炎。

第九，心情抑郁。

运动能帮助人们很好地缓解心情，释放压力，能让你更加充满活力地去开始新的一天。但如果运动给你带来了相反的感觉，让你变得心烦意乱或者喜怒无常，没有心情去做事，那么这就是运动过度的信号，你有可能肝胆受损。肝胆素虚的人，受损则肝气不能条达。

第十，内分泌出现异常。

如果你在运动之后身体素质没有提高，反而经常生病；女性朋友如果有月经不规律的现象，那么很可能是出现过度运动的情况。健康合理的运动是会使人的免疫力增强的，如果你的免疫力被破坏，甚至患病，就应该重新审视自己的运动计划。

中国重要的哲学思想"中庸之道"讲的就是适量、张弛有度。动养生和静养生都是东方养生的两大法宝，两者是缺一不可的。按照《周易》的阴阳原理，动则生阳，静则生阴。

运动太多或者不运动，都会对身体造成损伤，只有坚持动静结合、循序渐进的运动原则，才可以保持体力，促进健康。

所以，我们一定要制定一个适合自己的运动计划，开启科学的运动模式，给身体充分恢复的时间。一般情况下，运动带给你的应该是健康、青春和活力，只有这样才能保持身体运动平衡，享受健身的乐趣。

运动也要顺应 自然季节 的 变化

> 运动有三有：有恒，有序，有度。
>
> ——养生俗语

我们已经知道，道家养生强调人与自然的关系，认为人应该顺应自然环境、四季气候的变化，保持与自然界的平衡，避免外邪的入侵。

那么，运动养生自然也应是如此，我们应该把运动和大自然合二为一。一年四季的运动锻炼都应该有其特有的规律和原则，并不是一概而论的。

春天是万物复苏的季节，怎样和大自然结合呢？

在这个季节，树木开始发芽长叶子，花朵开始开放，农作物也开始生长，那么人也要像树木一样开始"动起来"，借助这个时机养好自己。

人们经常三月踏青、春季郊游就是这个道理。

在春光明媚的季节进行"春练"，被温柔的春风抚摸，能够使人心旷神怡，精神百倍，而且还能调节神经系统的功能，改善大脑皮层中的兴奋和抑制过程，提高机体免疫力。

但春天刚刚长出来的嫩芽，刚开的花骨朵，都很容易被风吹掉，可见其在春天怕风，人也是一样。

早春季节风沙多，气候多变，病菌丛生，所以在春天运动的时候，一定要注意防止春疾，确保健康，不要受到风寒。

春季的运动锻炼应做到以下注意事项：

第一，要掌握气候的变化。春天乍暖还寒，气候不定，所以我们在户外锻炼时要穿着合适的衣物，随时注意防寒保暖，以免出汗受凉，引起鼻腔和上呼吸道的血管收缩，导致致病微生物乘机而入，着凉外感。

运动结束后，应用干毛巾擦掉身上的汗水，并及时穿上御寒的衣服，然后缓慢散步几百米，休息十分钟左右。运动之后洗澡也要把窗户关好，不要受到风邪的侵蚀。

第二，要注意卫生。春天多雾霾，多风沙。在运动时肢体不要过多地裸露在外面，防止受潮寒导致疼痛。另外，也不要在尘土、雾霾大的地方锻炼，要学会鼻吸口呼，不要呛风。运动时或运动后，不要在草地上随处躺卧，防止引起风湿性腰痛或关节炎。

第三，要注意运动强度。锻炼时，练习动作的难易度、强度都要根据自己的身体条件和锻炼基础而定，要以简便、适合自己为宜，遵循"心率＋年龄＝170"的合理运动公式。

第四，运动体位要全面。

在运动时，既要做一些四肢伸展的动作，也要做一些对背部、腹部、胸部有益的动作，让身体的各个部位都得到锻炼。

第五，运动前后有讲究。

在运动前可以做几分钟的暖身运动，步行、徒手操、压腿、走跑交替的准备活动都可。在运动后要做几分钟的整理活动，或自我按摩，以活血化淤，防止肌肉僵化。

第六，合理安排运动量。

在风和日丽、春风拂面的地方进行运动是一件很让人享受的事情，但一定要注意不要让运动量超过身体的承受能力，尤其是体质较弱或者缺乏运动习惯的人，运动量必须由小到大，选做的动作遵循由易到难，由简入繁的原则。

总之，春天的运动和万物复苏的道理是一样的，需要生机但也经不起什么大风大浪，你在运动的同时一定注意保护好自己的身体。

夏天是万物茂盛、如火如荼的季节，在这个季节人就要动起来，大量地出汗也没关系。因为夏天要养心，心是一直在动的，人也要动起来，借助夏天的阳气，把汗生发出来。汗为心之液，汗排出来之后，心脏不怕热了，夏季养生就达到效果了。

所以，在这个季节的运动应以体肤出汗为宜，但也要把握一个度的问题。花草被高温炙烤也会打蔫，人在夏季运动不当也会导致中暑，甚至产生晕厥等问题。因为在夏天锻炼时，体内的温度不易散发出去，体内产热增多，体温就会明显升高，当体内产热量高于散热时，中枢神经系统及其内脏器官的活动失调，从而引起中暑。

那么，为了防止中暑，夏季运动又有哪些要求呢？

第一，要注重个体差异。

运动要根据年龄、性别、健康状况、锻炼频率来制定自己的计划，"夏练"运动量的大小要取决于自己的适应能力。在高温酷暑的情况下，不要在太阳底下进行过于激烈、长时间的运动，即使是室内项目，在气温较高的情况下，在运动1小时之后也要安排时间休息十几分钟。

第二，要考虑气候环境。

夏季锻炼需要考虑不同的气温和环境。

气温 29℃以下，可在室外进行一些运动项目；气温 32℃进行室外活动时，每隔半小时应该补充一次水分；在 35 ℃以上时，不宜选择在烈日当头的空旷地区进行锻炼，而是要选择较为凉爽的林荫道、树林、亭子等地。

夏天运动时最好避开最高气温，选择在清晨6～8时或下午4～6时。

第三，要注意补充水分。

夏季运动需合理地补充水分和盐分。夏季运动容易大量出汗，散失热量，所以身体流失的水分和物质应该及时补充。但饮水量一次不宜过多，饮水超量会增加心脏的负担，冲淡胃酸，影响肠胃消化功能。饮水要遵循少量多次的原则，水温以 8℃～13℃为宜。

第四，要选好衣物。

夏季运动的服装应以便于散热为特点，宜宽松柔软，颜色浅淡；鞋子应选用轻便、无跟防滑、富有弹性的运动鞋。在室外锻炼时，要戴遮阳的帽子、太阳镜，以保护头部不被暴晒。

秋高气爽的季节，如果坚持适宜的体育锻炼，不仅可以调心养肺，提高内脏器官的功能，而且有利于增强各组织器官的免疫功能和身体对外界寒冷刺激的抵御能力。

然而，秋季也是万物开始凋零的季节，阳气收敛、阴气渐长，所以也是很容易伤感的季节。悲伤过度就会伤肺，所以秋季的运动应该多抒发自己的情怀，疏导自己的情绪，以免过于悲伤，伤害自己。

所以，秋季的运动量应该适当减少，以适应季节的变化。

第一，注意温差，防止感冒。

秋季不同于夏季，清晨的气温已经有些低了，运动时一出汗很容易感冒，所以不能一起床就穿着单薄的衣服去室外活动，而应该给身体一个适应的时间。尤其是老年人，在醒来之后不要马上起床，而是要在床上伸伸懒腰，舒展一下关节，稍微休息一下再下床，以免伤害身体。

第二，及时补水，防止秋燥。

从潮湿闷热的夏季进入萧瑟的秋天，不仅温度湿度降低，气候也变得干燥，人体容易积一些燥热。如果运动太多，丧失水分过多，更容易引起咽喉干燥、口舌少津、嘴唇干裂、鼻子出血、大便干燥等症状。所以，运动之后要多喝开水，多吃梨、苹果、新鲜蔬菜等柔润食物。

第三，做好准备，防止拉伤。

无论是任何运动，都需要做好准备工作。在秋季，人的韧带和肌肉由于气温较低，会反射性地引起血管收缩、黏滞性增加，关节的活动幅度减小，韧带的伸展度降低，神经系统对肌肉的指挥能力在没有准备活动的情况下也会下降。所以，如果运动前不做好准备活动，会引起关节韧带拉伤、肌肉拉伤等症状，这样的运动就不是养生了，而是对身体的伤害。

第四，循序渐进，切忌过猛。

从中医理论来讲，在秋天，人体的精气处于收敛内养的阶段，所以运动也应该顺应这一原则，运动量应由小到大，循序渐进。最好的效果是感到自己的身体有些发热，微微出汗，轻松舒适。如果感到十分疲劳，甚至头晕、胸闷、心悸、食欲不振，那么就应该减少运动量了。

第五，秋季适合登高望远。

登高望远是很好的一个抒发情志的运动，可使人的视野开阔，强身怡神，而且能促进神经系统的皮层功能，加强健脑和提高呼吸机能的作用。

这也正是重阳节有登高习俗的原因之一，为了让人体更好地适应季节和大自然的变化。

秋日登高，由于气候的独特，气象要素的变化对人体生理机能还有些特殊的益处，比如对哮喘疾病可以起到辅助治疗的作用，还能降低血糖，增高贫血患者的血红蛋白和红细胞数。另外，由于登高的过程中温度变化最为频繁，可以使人的体温调节机制不断地处于紧张状态，从而提高人体对环境变化的适应能力，这也是中医"秋冻"的原理。

当然，对年老体弱多病者，登高也要根据自身情况而定，尽量避开气温较低的早晨和傍晚，登高速度要缓慢，上下山时可通过增减衣服达到适应空气温度的目的。

冬季是收藏的季节，很多动植物也结束了一年的活动、生长，开始进入冬眠、取暖阶段，所以人在冬季运动更要多注意，如果不注意冬季运动的保健，就会受寒或给肌体带来损伤。

第一，注意保暖，防止受凉。

刚刚做完运动时，由于血液循环很快，身体正在迅速散热，所以短时间内感觉不到寒冷。但此时毛孔张开，冷空气很容易刺激身体，造成隐性伤害，等到你感到冷时，身体已经受到很大程度的伤害了。

身体受凉很可能带来肌肉痉挛、运动疲劳反应加重、抵抗力下降等不适或发病隐患，因此冬天运动，要根据户外寒冷变化来增减衣服，对暴露在外的手、脸、鼻和耳朵等部位，除了经常搓、擦以促进局部血液循环外，还应做相应的保护措施，戴上手套、耳套等。

第二，做好锻炼前的准备活动。

在寒冷的冬天，人体因受寒冷的刺激会使血管收缩，血液循环不畅，肌肉和韧带也比较紧，这时猛一发力，很容易造成肌肉拉伤、韧带撕裂甚至骨折。因此，不管是剧烈运动，还是走路、慢跑，都要做好准备活动，四肢、胸、背、腹、腰、踝等部位要充分活动开。

第三，学会正确呼吸。

跑步是人们常选的冬季运动项目，在这个过程中，要学会采用鼻吸口呼的正确呼吸方式，通过鼻腔提高吸入空气的温度，防止冷空气的突然刺激而引起剧烈咳嗽或胃痉挛，也可阻挡空气中的尘土或微生物进入体内。此外，呼吸的节律和跑步的动作要保持协调，可采用三步一吸和两步一呼的方法。

第四，天气场地要选好。

风雪天气或者重度雾霾天气不适宜进行户外运动，因为此时空气湿度大，气压低，呼吸困难，汗液也不易蒸发，很容易把空气中的有害物质吸进体内。

运动场地不要选择硬质路，因为硬质路上的地面对身体的反作用很大，容易引起脚部疲劳或扭伤，我们应选择在沙土路面，或运动场、近郊旷野路等地。

此外，当冬季温度很低时，在室外使用健身器材要避免和皮肤直接接触，因为在零摄氏度以下时，当人体皮肤接触到冰冷的金属，很可能造成皮肤与金属粘连，带来伤害。

运动使人健康，快乐而且长寿。针对不同的季节，我们的运动方式也要有所不同，这样才能更好地适应季节的变化和自然的规律，科学养生。

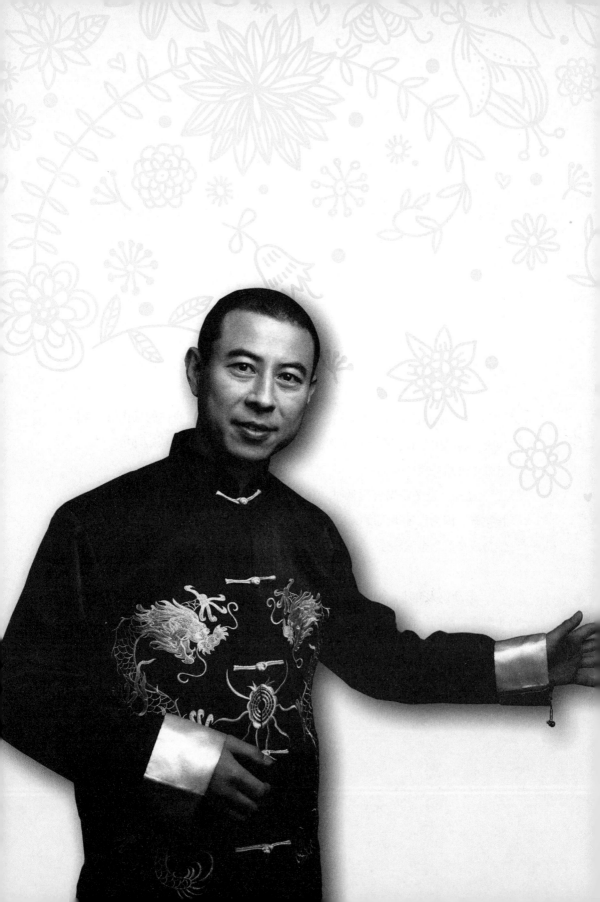

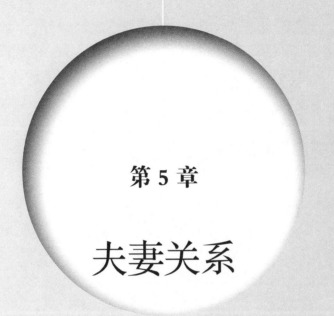

第 5 章

夫妻关系

对寿命的巨大影响

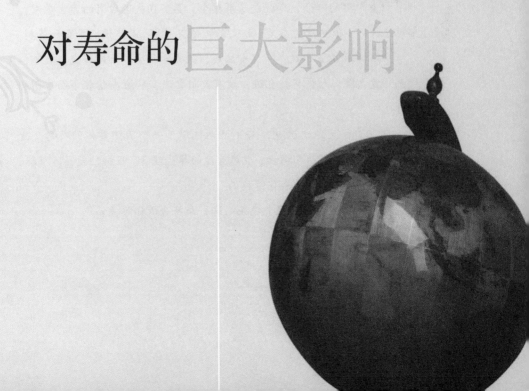

导　读

很多人在强调"天人合一"的养生学时，往往会忽视一个很重要的部分，那就是房事养生。其实在我国古老的养生学中，都对性持一个很自然的态度，既不压抑，也不宣扬，而是强调平衡和节制。

《玉房秘决》中说："男女相成，犹天地相生，天地得交会之道，故无终竟之限。人失交接之道，故有夭折之渐，能避渐伤之事而得阴阳之道也。"

阴阳者，天地之道也，房事活动体现了一个阴阳整体的观念。中国的古人就很强调阴阳调和，中庸有度的养生理念。压抑性爱并不可取，但过度沉溺于性，也是有伤身体的。

到底如何才能把握这个度呢？这一章将告诉你答案。

夫妻和谐，才可健康长寿

> 一阴一阳之谓道，偏阴偏阳之谓疾。
>
> ——《周易·系辞》

很多人都认为，男女两性问题，中国人的祖先对此是讳莫如深的，所以在实际生活中，很多人可以毫无忌讳地谈论饮食养生、运动养生，相比之下，谈性则色变，但实际上并不是这样。

孔夫子认为男女关系是"人伦之始"，"五代之基"。

《太平经》认为，气分为天气、地气与中和之气，三气"交而为合"，"相亲相爱"，以养芸芸万物众生。

道教认为天地生阴阳，阴阳交合，乃生万物。"启阴感阳，分布元气，乃孕中和，是为人矣。"

长沙马王堆竹简《十问》中也记载了这样一段对话：

尧问舜曰："天下孰为贵？"舜曰："生为贵。"尧曰："治生奈何？"舜曰："审乎阴阳。"

所以古人认为男女、阴阳、天地，是统成一体的。

所谓阴阳之道，其实是性爱的真髓和核心，其重要目的在于保精、致气、还精、补脑。

人与自然是统一的，男女相需就像天地相合，男女不合其实是违背阴阳之道的，就像"若春无秋，若冬无夏。因而合之，是谓圣度，圣人不绝和合之道"。

由此可见，我国古代很重视"阴阳之道"的两性养生，房事生活本是自然之道，也是养生长寿的重要内容之一。如果我们谈养生不讲房事，就如同断了一条腿的桌子一样。

所以，我们必须对房事养生略知一二，这样才能让健康养生更加全面。

首先，和谐的性生活能促进健康，抑制性生活则会引发疾病。

《礼记·礼运》曾说："饮食男女，人之大欲存焉。"

孟轲在《孟子·告子》中也说："食色，性也。"

我国古代先贤把性欲和食欲联系在一起，说明了它是不可抗拒的自然法则。性是生物界的普遍现象，是一切生物繁衍的基础。性与呼吸、心跳、吃饭、消化一样，是人类的天性与生理需要，也是不可缺少的生理情趣。禁欲不仅违反自然规律，也违法人类的天性和生理规律。

如果不适当地抑制正常的性生活，就会引起一定的病理变化，带来许多疾病。

《素女经》中曾说："天地有开合，阴阳有施化，人法阴阳，随四时。今欲不交接，神气不宣布，阴阳闭膈，何以自补？""阴阳不交，则生痛瘀之疾，故幽、闲、怨、旷多病而不寿。"

《千金要方》中说："男不可无女，女不可无男，无女则意动，意动则神劳，神劳则损寿，若念真正无可患者，则大佳长生也，然而万无一有，强抑闲之，难持易失，使人漏精尿浊以致鬼交之病，损一而当百也。"

《抱朴子》中说："阴阳不交伤也。"

《三元延寿参赞书》也指出："若孤阳绝阴，独阴无阳，欲心炽而不遂，则阴阳交争，乍寒乍热，久而为劳……"

一项调查也显示，终身未嫁及离婚、鳏寡之男女，乳癌发病率比一般人高，患病率、死亡率也较高。

正常的性生活可以协调体内的各种生理功能，促进性激素的正常分泌，有助于防止衰老。

这些都告诉我们，正常适度、规律协调的性生活有助于身体健康和长寿，反之则会产生一系列的负面效果。

其次，良好的性生活可促进夫妻感情，让人感觉更加幸福。

一项国际研究显示，与金钱相比，性爱可以让人感觉更加幸福。

夫妻感情如何，除了外表、性格等方面的因素外，性生活也起着很大的作用。

如果夫妻在性生活上非常和谐，必然会助长感情的和谐、婚姻的情趣和家庭的幸福。

否则，就算夫妻二人郎才女貌，在外人看来无比般配，如果性生活不和谐，那么也不会幸福。

旧金山一研究所曾对 37500 名成年人的性生活做了分析研究，发现性生活美满的人少有忧虑、暴力观念和敌对情绪，这种美满的感情会互相扩展到配偶之间，并融入夫妇的关系中。

其实，夫妻之间很多其他的矛盾是很容易化解的，而性的问题却不容易解决。

一个幸福的人肯定比那些不幸的人更健康和长寿，很多旷男怨女多病而不长寿也正是这个道理。

再次，良好的性生活可促进心理健康。

纽约大学医药中心专家莫斯可维茨曾说："不管你有何症状，完美的性生活对你会产生一种有益健康的效果。感情与身体健康有密切关系，如愤怒、忧虑、负罪感、悲伤等消极情绪会引发人体的紧张反应，对生理产生不良作用，最后损害免疫系统的功能。美满的性生活能产生兴趣、兴奋等积极情绪，可消除紧张。"

可见，正常的房事生活可以有效抑制焦躁情绪，帮助人排遣心中的烦闷、压力，平静下来忘却忧愁，防止一些不良行为。

健康的性生活可以让人情绪饱满，更加有能量去面对新的一天。同时，它还有助于培养积极乐观的心态，让人积极向上，更有干劲。

一个充满正能量、心态好的人，肯定是一个健康的人，就算会遇到疾病，但有了健康的心理，疾病也就治愈了一半。

房事养生是人类生活的重要内容之一，还有人把性生活、物质生活和精神生活一起列为人类的三大生活。现在很多人提倡"独身主义"，这其实并不符合生理规律。如果真正想养生，就必须考虑夫妻之间的性关系，只有正确对待这个问题，才能更好地参透养生之道。

行房有度，有所节制

> 思想无穷，所愿不得，意淫于外，入房太甚，宗筋弛纵，发为筋痿，及为白淫。
>
> ——《素问·痿论》

"人莫过于食色二欲"，孟子的这句话已经让我们明白性与饮食同样重要。

饮食尚且需要遵循一定的规律，性生活也不例外。不管是任何事情，如果违反规律就要受到惩罚，这是放之四海而皆准的真理。

古代大禹治水的故事我们都听说过，有一段时间，他身体有疾，治水屡屡失败，便去向天师癸请教。

天师癸对他说了一句话：凡属治理国家大事的纲纪，一定要从考虑自己的身体的状况开始。

这个故事告诉我们：无论是做什么事情，都不能没有节制。

古代的养生学家对性进行了各种各样的探索，主要有三种观点：一是纵欲，二是禁欲，三是节欲。

前两者都是极端而有害的，而养生中提倡的"节欲"，是指性生活的适度和节制，只有"节欲"是符合人体规律和哲学的辩证思想，对养生有着重要的意义。

《黄帝内经》中有段话是这样说的："上古有道之人，效法阴阳，遵循规律，起居有常，不做违反天道之事，故能神形统一，度百余岁而去。而今一些人则不然，以酒为水，逆天地而为，醉酒做爱，为极力满足性欲狂泻元精，精枯则神散，故半百而废。"

在当今社会，很多人经常感到身体不适，到处寻医问药，殊不知，很多病因就和性生活有关。

有些人的性生活因毫无节制而纵欲过度，会在一定程度上耗损肾精，损害机体健康。

《金瓶梅》中的西门庆就是因为纵欲过度，最后伤了身体，折了阳寿。

在道家看来，节欲是保持长寿必不可少的条件之一。

唐代医学家孙思邈在《千金方》中也有讲过：一些人在中年过后百病缠身，就是青少年纵精施泻落下的病。当他们体会到疾病的痛苦时，已经来不及补救了。

"欲不可纵"，是中医养生学的基本要点之一。

正如古人所言："房中之事，能生人，能煞人，譬如水火，知用者，可以养生；不能用之者，立可尸矣。"这些话都告诉我们，房事应该有度。

有度即适度，就是说不能恣其情欲，毫无节制。

节制房事有哪些作用呢？我们来看一下：

第一，节制房事可促进身体健康。

古代养生家认为，男女房事，实乃交换阴阳之气，固本还元，只要行之有度，对双方都有益处。

马王堆出土的竹简《十问》中，也提出过这样的观点：夫妇间的性生活如能遵守一定的法度，做到心安不放纵，形气相和谐，保精全神，勿使元精乏竭，这样，体虚的人可以逐渐充盈，体壮的人更能健实，老年的人亦可因而长寿。

《史记·仓公传》记载病例 25 个，其中由于房事不节而导致的疾病就有 8 例。

现代医学研究认为，失精过多，雄、雌激素亏损，人体免疫功能减退，人体组织蛋白形成能力低下，血循环不畅，内分泌失调，代谢率降低等，不仅造成身体虚弱，而且容易引起疾病。

房事过度的人常常出现腰膝疲软，头晕耳鸣，健忘乏力，面色晦暗，小便频数，男子阳萎、遗精、滑精，女子出现月经不调、宫冷带下等症状。

此外，房事不节还可间接引起某些疾病的反复发作，加重病情的发展。一些得冠心病、高血压性心脏病、风心病、肺结核、慢性肝炎、慢性肾炎的人，就算经过治疗已经康复，但如果房事不节，也会使病情反复。

很多人都羡慕古代的皇帝有三宫六院、七十二妃、佳丽三千，而且山珍海味，美酒佳肴，但从养生的角度来看，如果过于放纵，就会导致疾病缠身，故长寿帝君甚少。

历史资料统计，能查出生卒年龄的封建皇帝 209 人，平均寿命只有 39 岁，而那些清心寡欲、注重修身养性的皇帝，大多能健康长寿。

第二，节制房事可防止衰老。

节欲保精可抗衰防老，这是很多古代养生学家总结出来的真理。

《素问·上古天真论》说："以欲竭其精，以耗散其真，……故半百而衰也。"

《养性延命录》说："壮而声色有节者，强而寿。"

《金匮要略》说："房室勿令竭乏，……不遗形体有衰，病则无由入其腠理。"

孙思邈也指出："人年四十以下，多有放恣，四十以上，即顿觉乏力，一时衰退，衰退既至，众病蜂起。""所以善摄生者，凡觉阳事辄盛，必谨而抑之，不可纵心竭意以自贼也。"

肾为先天之本，肾的第一大功能是藏精。肾精充足，则五脏六腑就会健康，抗病能力强，人就会健康长寿；如果肾精匮乏，五脏六腑衰弱，往往多病早夭。

对于中老年来说，节欲保精更为重要。孙思邈说："四十已上，常固精养气不耗，可以不老"，"六十者闭精勿泄"，"若一度制得，则一度火灭，一度增油。若不能制，纵情施泄，即是膏火将灭更去其油，可不深自防。"

现代研究也表明，精液中含有大量的前列腺素、蛋白质、锌等重要物质，过频的房事生活会让人体流失大量与性命有关的重要元素，促使身体多种器官系统发生病理变化，从而加速衰老。

乾隆皇帝活了89岁，这与他"远房闱，习武备"的生活习惯有着很大的关系。很多长寿老人对性生活都有着严格而规律的控制。

第三，节制方式有助于优生优育。

如果夫妻间懂得规律节制的性生活，那么生下来的孩子往往健康聪明。

这一点孙思邈曾指出："胎产之道，始求于子，求子之法，男子贵在清心寡欲以养其精，女子应平心定志以养其血。"

张景岳也说过："凡寡欲而得之男女，贵而寿，多欲而得之男女，浊而夭。"

总之，行房有度不仅利于健康长寿，而且是优生优育的首要保证。

如何把握这个"度"呢？

《素女经》认为："人年二十者，四日一泄；年三十者，八日一泄；年四十者，十六日一泄；年五十者，二十一日一泄；年六十者，即当闭精，勿复更泄也。若体力犹壮者，一月一泄。凡人气力自相有强盛过人者，亦不可抑忍；久而不泄，致痈疽。若年过六十，而有数旬不得交接，意中平平者，可闭精勿泄也。"

房事不宜过早。古人认为性生活开始的最佳年龄为男性22岁，女性20岁。如果男子破阳较早，则伤及精气，女子破阴太早则伤阴气，严重的还会导致未老先衰。对于女性来说，如果生育过早，精血会大量受损，导致体内正气衰退；生育过晚也会影响胎儿的健康。

此外，在古人的养生理念中，性生活也应该遵循季节的规律，不同的季节，标准也不相同——"春二、夏三、秋一、冬无"，即春天每月二次，夏天每月三次，秋天每月一次，冬天避免房事。

古人这些有关两性生活的观点，其实包含着很多科学的合理成分。

但随着医学的不断发展，人们越来越认识到，房事的"度"其实并没有一个统一的标准和规定，而是需要根据年龄、体质、职业等不同情况，灵活掌握，具体问题具体分析。

新婚夫妇、年轻夫妇、身强力壮者，每周三四次的房事不会影响身体健康；年龄较大、身体虚弱的人一周一次，或者半月一次为好；身体状况特别不好的人则要节制房事，可一月一次。

性生活和谐的标准是第二天没有疲劳感，精神百倍，心情愉悦，工作效率高。

如果出现腰酸腿痛、浑身无力、心情低落、不想做事的情况，则说明纵欲过度，应当节制。

夫妻的性生活是繁衍后代、表达爱情的方式，这种方式不仅讲究愉悦、快感，更重要的是要遵循养生之道，只有正确把握这个"度"的问题，才是真正对自己、对另一半的健康负责。

欲有所忌，欲有所避

> 强力入房则精耗，精耗则肾伤，肾伤则髓气内枯，腰痛不能俯。
>
> ——《三元延寿参赞书》

中国房事养生很重视入房禁忌，强调"欲有所忌"、"欲有所避"。所谓禁忌，就是在某些情况下要禁止房事。

阴阳合气，要讲究"人和"，选择双方的最佳状态。人的生理状态受生活习惯、情绪、身体状况等方面的影响，对女性而言，还有胎、产、经、育等生理方面的约束。在某些特定的情况下不宜行房，若犯禁忌，不仅对健康无益，还会引起很多疾病。

第一，喝醉的时候不要入房。

很多人都认为，酒精对性有一定的促进作用，所以有"酒是色媒人"的说法，但如果饮酒行房，很可能带来你想不到的危害。

《素问·上古天真论》说："以酒为浆，以妄为常，醉以入房，以欲竭其精，以耗散其真，不知持满，不知御神，务快其心，逆于生乐，起居无节，故半百而衰也。"

《千金要方·道林养性》说："醉不可以接房，醉饱交接，小者面（黑干）咳嗽，大者伤绝血脉损命。"

《三元延寿参赞书》："大醉入房，气竭肝伤，丈夫则精液衰少，阳萎不起，女子则月事衰微，恶血淹留。"

由此可见，醉酒入房是极其有害的。

现代医学研究也认为，古人的这些主张有很多科学价值。

人在喝醉之后，欲火难禁，行为失控，动作粗暴，会导致房事不和谐，伤肾耗精，引起各种病变，比如早泄、阳萎、月经不调等。而且长期饮酒过度，本身就会损害人体健康，如果经常醉酒入房，还可能在危害自身的情况下，对后代造成影响。妇女酒后受孕或在妊娠期饮酒，可能会使胎儿发育不良，严重者还可能发生畸形，出生后先天发育不全，智力迟钝，健康状况不佳，寿命不长。

第二，情绪波动严重的时候不要入房。

《千金要方·房中补益》指出："人有所怒，气血未定，因以交合，令人发痈疽……运行疲乏来入房，为五劳虚损，少子。"

《三元延寿参赞书》说"恐惧中入房，阴阳偏虚，发厥自汗盗汗，积而成劳"。

当一个人的情绪发生强烈波动时，常常会气机失常，脏腑功能失调。

在这样的情况下，应该先舒缓自己的情绪，调理气血，不应该抱着借房事寻求排遣压力的心理。

七情过于极端的时候，如果再行房事，不仅容易引起本身的疾病，如果受孕还会影响胎儿的生长、发育。如果劳累过度，又进行房事行为，会更加耗费精血，必然使身体受损。

所以，只有在双方心情愉快、体力充沛的情况下，才能让性生活更加健康。

第三，入房不能勉强对方。

养生学家曾经说过"欲不可强"，意思就是性生活是双方的事情，任何一方都不能勉强。

《三元延寿参赞书》说："强力入房则精耗，精耗则肾伤，肾伤则髓气内枯，腰痛不能俯仰"，"体瘦尪羸、惊悸、梦泄、遗沥、便泄、阳萎、小腹里急、面黑耳聋。"

强合行房是违犯阴阳自然法则的，勉强房事者，不仅会给对方心理带来伤害，影响双方的关系，还可能引发各种疾病，给身体埋下隐患。

第四，生病期间不要入房。

孙思邈在《千金翼方》中引用彭祖的话说："上士别床，中士异被，服药百裹，不如独卧。"

《孙真人养生铭》说："秋冬固阳事，独卧是守真。"

可见，我国古代养生学家认为，在某些慢性疾病的康复期间，人应该采取独卧养生的方法，戒房事，调养精血，以期早日康复。

因为在患病期间，人体要与邪气做斗争，如果病中行房，必然会损伤正气，轻者加重病情的发展，重者还可丧命。

比如，患有结膜炎时行房会导致视神经萎缩，甚至引起失眠。

《千金要方·养性序》指出："疾病而媾精，精气薄恶，血脉不充，既出胞脏……，胞伤孩病而脆，未及坚刚，复纵情欲，重重相生，病病相孕。"

可见，患病期间行房受孕，还会影响母体和胎儿的健康。

当然，病中不能行房也不是绝对的，但一定不可多欲，要根据自己病情的轻重，适量掌握。

第五，女性经期禁欲。

妇女具有特殊的生理特点，这些生理特点决定了房事养生的一些要求。

《千金要方·房中补益》指出："妇人月事未绝而与交合，令人成病。"

如果在生理期进行性生活，很容易引起痛经、月经不调、子宫糜烂、输卵管炎、盆腔感染，或宫颈癌等多种疾病，影响女方身体健康。

第六，女性孕期早晚阶段禁欲。

女人在怀孕期间，对房事生活必须谨慎行事、遵守禁忌，尤其是妊娠前三个月和后三个月内要避免性生活。

孕早期进行房事易引起流产，孕晚期进行房事易引起早产和感染，影响母子身体的健康。

《保产要录》指出："则两月内，不露怒，少劳碌，禁淫欲，终身无病。"

明代妇科医家万全也说过："孕而多堕者，男子贪淫纵情，女子好欲性偏。"

《傅青主女科》又进一步指出"大凡妇人怀妊也，赖肾水荫胎，水源不足，则水易沸腾，加之久战不已，则火为大劫，再至兴酣癫狂，精为大泄，则肾水溢涸，而龙雷相火益炽，水火两病，胎不能固而堕矣"。

所以，怀孕期间的女人应集中全身精血育养胎儿，节制房事，防止耗散阴精，给自己和胎儿的健康带来损坏。

第七，女性产后百日禁欲。

女人生完小孩，百脉空虚，体质虚弱，抵抗力也会下降，所以需要对身体进行一段时间的调理，才可恢复健康。产后行房事会伤精血，使邪气侵入，引发疾病。

孙思邈在《千金要方·妇人方》中明确指出："至于产后，大须将慎，危笃之至，其在于斯。勿以产时无他，乃纵心恣意，无所不犯。犯时微若秋毫，感病广于嵩岱……所以妇人产后百日以来，极须殷勤忧畏，勿纵心犯触，及即便行房。若有所犯，必身反强直，犹如角弓反张，名曰褥风……凡产后满百日，乃可合会，不尔至死，虚羸百病滋长，慎之。凡妇人皆患风气，脐下虚冷，莫不由此，早行房故也。"

第八，女性哺乳期内应该节制房事。

孙思邈在《千金要方·少小婴孺方上》指出："毋新房以乳儿，令儿羸瘦，交胫不行。""其母遇醉及房劳喘后乳儿最剧，能杀儿也。"

哺乳期内，需要提供给幼儿大量营养价值高的母乳。乳汁为母体气血所化，如果用劳损伤，气血生化之源不足，会影响乳汁的质量，导致婴儿的营养缺失，还可能引发软骨病、贫血等症。

因此，在哺乳期应节制房事，保证婴幼儿的健康成长。

房事养生对人类的健康长寿有着至关重要的作用，正常的房事是人们生活得幸福美满不可或缺的一部分。它可以给我们带来幸福与和谐，但如果不懂得房事养生的一些原则和方法，它就会给我们带来疾病和痛苦。

所以，性生活不仅是维持夫妻关系的基础，也是关乎双方身体健康的重要方面。我们学习和研究房事养生知识，就是要打破一些人对性生活的蒙昧观念，从科学的角度创立新的养生观，让每个人都能够从年轻时就懂得房事保健的原则，从而健康长寿，活到百岁。

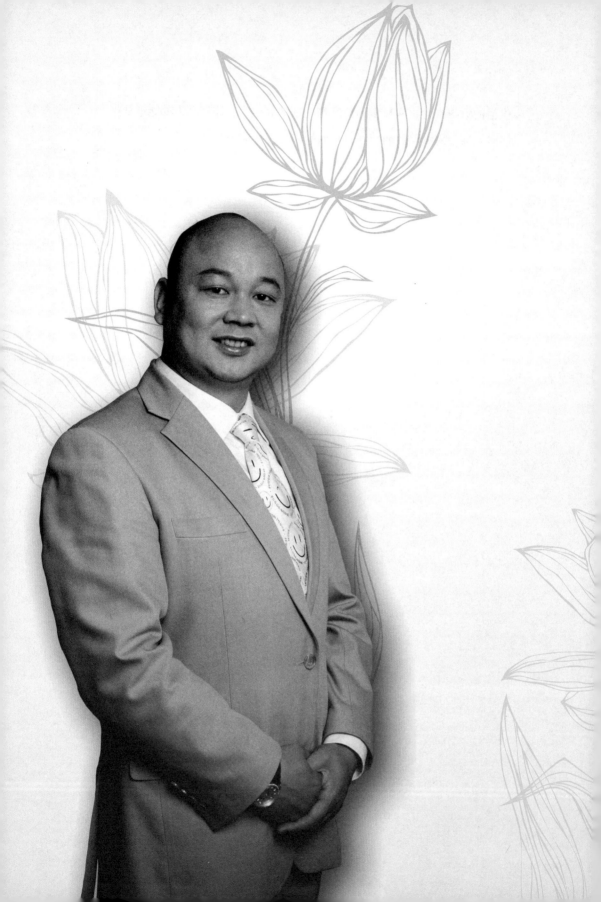

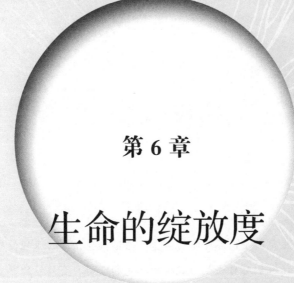

第 6 章

生命的绽放度

决定了身体的健康度

导　读

养生是一个内涵丰富的概念，它不仅包括人的生理健康，还包括人们对自己生活状况的感受和理解。有质量的养生不只包括活得长，还包括生得好。这个生得好就是要让生命得到绽放，生命的绽放度也会反作用于生命的健康度。要知道，我们讲养生不仅仅是为了拓展生命的长度，更重要的是要拓展生命的宽度。

要想让生命得到绽放，离不开生活中的情趣。情趣广泛，适可而止，有利健康；情趣低俗，纵情狂妄，有害无益。

年愈八旬的老画家程中锐有诗道："人活百年不足奇，修身养性必坚持。闲情逸致花鱼鸟，陶冶情操书画诗。与事无争恭俭让，助有为乐善人慈。胸怀豁达精神爽，顺其自然福寿至。"

读完这一章你将明白：让生命更加健康、愉快、自由、幸福，这样的长寿才更有意义，更值得骄傲！

要**长寿**，更要活出**生命**的**质量**

> 人有一身，与精神常合并也。形者乃主死，精神者乃主生，常合即吉，去则凶。无精神则死，有精神则生。常合即为一，可以长存也。"
>
> ——《太平经》

　　生命对于每个人来说都只有一次，所以长寿也成为了千百年来人们追求的美好愿望，但如果把生命长寿的意义仅归纳为活得久，就太片面了。如果在终老期之前的很长时间"看不见、食无味、走勿动、全忘记"，或者被临终的病痛、心理的煎熬、无人陪伴的痛苦、无人理解的孤独陪伴，那么这样的长寿，对生命来说并没有多大的意义。

　　所以，长寿必须建立在保证生命质量的基础上，如果没有了生命的质量，只有生命的长度，那对任何一个人来说，都是没有意义的，甚至是一种煎熬。

　　生命的质量除了身体的健康之外，还应该包括心理的健康、精神的需求和人生的追求。

　　中国一代文学巨匠巴金先生活到 101 岁，这位大师一生创作和翻译了 1300 万字的作品，很多人羡慕他的长寿，也佩服他的成就。

　　巴金自然有自己的长寿之道，他曾经说过一句话："精神快乐是人类最好的滋补品"，这句话道出了他长寿的奥秘。

他从不为名利牵绊。

1993 年，四川省作家协会打算以他的名字设立基金会和文学奖，巴金坚决不同意，专门致函四川省作家协会："我只是一个普通的文学工作者……建立'巴金文学基金'，设立'巴金文学奖'，又使我十分惶恐。我一向不赞成以我的名字建立基金会、设立文学奖。"

巴金说自己始终保持着这样的信念：生命的意义在于付出，在于给予，而不是在于接受，也不是在于索取。

现代医学认为，淡泊的心态，有利于人体各组织器官的正常运行，有安神、平衡心理的良好效果，对人的健康长寿大有益处。

巴金还是一个豁达的人，他有着乐观的生活态度。

人生在世难免会遇到一些不如意的事情，巴金也曾受到一些小报、小人的谣言攻击。

很多人遇到这样的事情都会心力交瘁，但巴金却对此一笑置之。他认为如果太过较真，正中小人下怀，他们会变本加厉地陷害自己，这样会让自己陷入烦恼和怨恨的恶性循环。

巴金的平静和大度，不仅是对小人的饶恕，更是对自己身体的负责。

"文革"时期，巴金被抄家揪斗、剥夺人身自由，爱妻的亡故更让他陷入人生最低谷，但就是在这样的境地，他依然没有消沉，反倒说："想到那些遭受迫害致死的朋友，我还算幸运。"

巴金是一个有爱心、有追求、懂得奉献和感恩的人。他在自述中说："我的第一个先生就是我的母亲，让我认识'爱'字的是她。"

巴金一生爱祖国、爱人民、爱生活，爱所有美好的事物。他经常热心地帮别人搜集文章，编辑出版。他默默地为希望工程、受灾地区捐献。他在与别人相处时，懂得以人为本，与人为善，乐于助人，关心社会。

不难看出，由于巴金的不断创作、学习和追求，保持心理的平衡和乐观的情绪，他在很大程度上活出了生命的质量，这也是他得以长寿的保证。

然而，到了晚年，尤其是生命的最后六年，他常年卧病在床，说话都很困难，生活尚不能自理，更别说满足自己的精神需求了。

那时的巴金，也曾直言："长寿不是一件好事，是一种痛苦。"

为什么一个取得如此成就的伟人，会在生命的最后阶段认为"活着是一种痛苦"呢？

他说："面对镜子我并不感到愉快，因为镜子上反映出来的'尊容'叫人担心：憔悴、衰老……"

不仅如此，巴金认为长寿是痛苦的，也有精神上的原因。他说："五十年代至八十年代的青年就不理解我了。我感到寂寞、孤独，因为我老了，我的书也老了，无论怎样修饰、加工，也不能给它们增加多少生命。"

由此可见，能够健康、愉快地活着，并且发挥自己的价值，为社会多做一些事，被人理解和尊重，才是生命的真正意义，基于生命质量的长寿才更值得我们去追求和努力。

那么，如何在长寿的基础上，还能活出生命的质量呢？

在古人看来，养生要先养性，其次才是养形。这里的"性"，指的就是性情、性格、爱好、素质、品格等精神方面的概念，而"形"则指形体、食物、营养、环境等物质方面的概念。

养性，就是要顺从自然的规律，调养精神，培养爱好，注重美德，保持心态的平衡，从而减少或避免疾病，达到健康长寿的目的。

首先，要注重修身养性，保持心态的平衡。

儒家养生强调"修身养性"，认为人的生命是精神与肉体的统一，所以要身心并养。

孔子曾经说过："发愤忘食，乐以忘忧。"意思就是精神方面的乐趣能够让人忘却烦恼。

孔子认为"知者乐"，在他看来，精神方面的养生很重要，如果一个人精神状态好，心理很健康，可以强化人的生命，使人延年益寿。

如果精神萎靡不振，内心颓废，那么他的生命状态一定也不会绽放，轻则忧愁满面，一蹶不振，重者可能夭寿折亡，甚至产生轻生的念头。

所谓"智者乐水，仁者乐山；智者动，仁者静；智者乐，仁者寿。"

一个人思想丰富了，精神生活丰富了，肯定能让他的身心更加健康，这绝对是一个很好的养生之道。

其次，要培养自己的兴趣爱好，丰富自己的精神生活。

孔子一生颠沛流离，能享73岁的高寿，在当时的确是一个奇迹。除了他科学地遵循上面所谈的一些养生原则和方法外，兴趣广泛，多才多艺也是保证身心健康的重要条件。孔子自言他的一生是"志于道，据于德，依于仁，游于艺"。这的确是对他一生的生活的概括总结。

在很多人眼里，儒学之士都是一些"手无缚鸡之力"的文弱书生，其实这是一种偏见。

作为儒家文化的创始人，孔子在向学生传授"六经"之余，还十分注重对"六艺"的传授和演练。

孔子所传授的"六艺"，即礼、乐、射、御、书、数6项技艺。

"射"是"六艺"之中的一艺，是儒家十分重视的一种技艺。据《礼记·射义》记载："孔子射于矍相之圃，盖观者如堵墙。"孔子射箭时，围观的人很多，这正说明了他技艺的精湛。孔子的学生也大都善于射技。射箭既可锻炼臂力，又可运动全身，使人身强体壮。所以，射箭活动是一种健身和抗衰老的有效方法。

"御"是驾驭车辆的技艺，是儒家"六艺"中一项必修的技艺。孔子和他的学生，都有很好的驾车技艺，这也是一项很好的健身运动项目。

"六艺"中除了射、御之外，还有礼、乐、书、数，这些虽然不属于体育运动的范畴，但它们也具有修身养性的养生功效。

从我国传统养生学的视角看，通过儒家"六艺"的演练，能够疏通筋骨，灵活关节，和养气血，使人全身气血畅流，保持心情愉快，这对身心健康、延年益寿是十分有益的。

据《史记》记载，"孔子身长九尺有六寸，人皆谓之长人而异之。"可见，孔子本人也是一位身材高大、体魄健壮、勇猛有力的人，这些离不开他平时对身体的锻炼，更离不开他丰富的精神生活。正是他广泛的兴趣和爱好，才促进了健康长寿。

再次，永远不要停止学习。

在这一点上，孔子也有自己的观点。他认为"学而时习之，不亦乐乎"，不断地学习不仅可以使人增长知识，丰富内心世界，还可以使人精神更加旺盛，充满生命的活力，正如他自己"发奋忘食，乐以忘忧，不知老之将至云尔"。

当你真正地让自己投入到一件事情中去，就会获得无比的激情和活力，让生命更加长久。

罗素、歌德等一些伟人在高龄的时候仍然保持着旺盛的童心和敏捷的脑力。

史学大师巴尔赞在95岁的时候，仍然写出了《从黎明到衰落》这本书。

管理大师德鲁克80多岁还在不断写出新鲜的管理评论，评估互联网对社会的影响，采访他的记者曾说："80多岁的德鲁克还是一个事事好奇，从不轻易下结论的人。"

可见，活着的含义不仅仅是呼吸，还包括对生命的不断探索和永不停止的学习。

最后，生命必须有所追求，才能充满动力。

孔子有一句名言："天行健，君子以自强不息。"意思是说，天是以运行不息为健，人也应该效仿上天，自强不息。

我们之前讲过，"生命在于运动"，这个运动不仅包括体力上面的，更包括思想和精神层面的。

人的一生应该树立远大的目标和志向，有所追求，不断进取，有所作为。

孔子一生艰苦奋斗，精进不息，青少年时期勤学苦读，博览群书，学业超群；中年时东奔西走，周游列国，宣扬自己的主张；晚年致力于教育，编纂典籍。

在他人生的道路上，始终保持着百折不挠、不断进取的精神。他的养生，不仅仅在于"养身"，更在于"创造价值"，正因为他有着健康的体质和积极进取的精神，所以才能创造出如此辉煌的人生！

琴棋书画，不只是一种艺术

> 笔墨挥洒，最是乐事，棋可遣闲，琴可养性。
>
> ——《老老恒言·消遣》

琴棋书画是我国悠久的传统文化，但很多人却不知道，它们作为养生手段伴随着中华文化的发展也有着很长的历史。

在古代，琴棋书画被称为"文房四艺"，是文人墨客颇为称许的娱乐活动。

古人认为，抚琴、弈棋、写字、作画，或者只是听琴、观棋、赏字、阅画，皆能让人赏心悦目，陶冶情操，养性助乐，促进健康和长寿。

元代邹铉的《寿亲养老新书》中记载着"述齐斋十乐"，而"学法帖字"、"听琴玩鹤"、"寓意弈棋"被列为其中的三乐。

清代曹庭栋在《老老恒言·消遣》中说："笔墨挥洒，最是乐事"，"棋可遣闲"，"琴可养性"，又说"幽窗邃室，观弈听琴，亦足以消永昼"。

琴

琴是我国传统文化中的一种雅趣。抚琴养生，早在唐代已有。

唐代医家孙思邈在《备急千金要方》中说："弹琴瑟，调心神，和性情。"

《白虎通·礼乐篇》云："琴者禁也，所以禁止淫邪，正人心也。"

《黄帝内经·上古天真论》云："恬淡虚无，真气从之，精神内守，病安从来。"

声音不仅是一种艺术，更是一种增进人身心健康的治疗手段。

春秋战国时期已有了以音乐作为养生、怡情的手段，并逐渐发展为以音乐作为诊病、治病的一种手段。

古琴能使人闻之心静，所以曲调圆润、节奏舒缓、响度轻柔的乐曲，十分适合静心养生之用。当人们听到这样的音乐，会缓解自己内心的压力，让身心更加健康。

尤其是对于老年人来说，常听听音乐，能使精神舒畅、血脉流通，对健康长寿大有裨益。

现在，音乐治疗疾病已遍及全世界。

日本采用音乐疗法治疗老年假性痴呆，治愈率达 70%；高血压病人在听到一些抒情的音乐时，血压会下降 10 ～ 20mmHg；意大利罗马有一位神经衰弱的女病人，到医院就诊，医生并没有给她开什么药物，而是给了她三张乐曲唱片，要求每天听 3 次，每次播放 2 遍，1 周后她的病不治自愈，情绪和精神都变得越来越好……

古琴养生不仅仅限于"听"，更在于"弹"。弹琴也称抚琴，右手指拨弦，左手指在琴弦上滑动，不仅需要高雅的动作，也需要左右大脑的活动，对身体本身就是一种锻炼。

而且抚琴可以抒发自己的感情，增加对生活的热爱。长时间抚琴，还能改变自己的气质，开阔心境，培养豁达淡然的人生观。

当一个人内心平和了，体内的各个生理环节就会趋于和谐，体内和谐，就会百病难侵，从而达到养生的目的。

棋

下棋，也是传统文化中有益于修身养性的一种活动。业余时间两个人饮茶对弈，杀上几盘，不仅可以增加生活的情趣，调节心情，使人心胸开阔，杂念减少，平复心情，还有助于智力的开发，锻炼思维，防止脑细胞衰退。大脑是人的中枢神经系统，大脑功能不衰退，就能保持生命的活力。

此外，下棋还能起到气功练习中的调息、吐纳等作用，从而有益于健康，培养良好的性格。

尤其对于老年人来说，不宜做剧烈运动，下棋是一种很好的选择。

《梨轩曼衍》说："围棋初非人间之事，乃仙家养性乐道之具也。"

《古今笑史·弈》记载了李讷用弈棋制躁怒的故事：

李讷是个仆射（古代官职），性情急躁，却非常喜欢下棋，每次下棋都非常安静温和，宽舒缓和到了极点。只要他开始急躁发怒，家里的那些人就悄悄地把棋盘放在他面前，李讷看到了就立刻露出高兴的样子，拿出他的棋子开始布局下棋，甚至忘记了他生气的事。

从这个故事中我们也可以看出棋能移情养性的道理。

下棋尽管可以养生，但也应该注意一个度的问题，否则就会适得其反。

首先，下棋时间不要过长，应以一小时左右为宜。否则，久坐不动会导致失眠、消化不良，容易产生紧张性头痛和颈椎病。而且长时间下棋，心肌得不到锻炼，会导致内分泌、代谢、运动等系统功能低下。

其次，下棋不要斤斤计较，不要过分在乎输赢，为了一子争执不休，甚至心生怨念，这样会使交感神经兴奋性增高、心动过速、血压骤升、心肌缺氧。所以，下棋应以取乐、养性、益寿为目的，正如《避斋闲览》指出的："本图适性忘虑，反致劳思伤神，不如其已。"

最后，下棋忌不择场地。下棋的环境也影响着人的健康，如果在尘土飞扬的马路边席地而坐，对健康极为不利。

书

书法是一门艺术，也是一种养生之道。

翻开中国的书法史，我们会发现一个耐人寻味的现象——许多著名书法家都享有高寿：欧阳询85岁，虞世南81岁，贺知章86岁，柳公权88岁，陆游86岁，文徵明90岁，傅山86岁，朱耷82岁，刘墉86岁；近现代吴昌硕84岁，齐白石95岁，于右任87岁，章士钊92岁，沈尹默89岁，刘海粟99岁，沙孟海94岁，孙墨佛104岁，舒同93岁，苏局仙110岁，董寿平94岁，赵朴初93岁……

何乔潘在《心术篇》中说："故书家每导以无疾而寿。"

鲁迅先生曾说中国文字有三美：意美以感心、音美以感耳、形美以感目。所以，练习书法时，可以在得到艺术享受的同时陶冶性情，静心养性。

中医学认为："人有五脏化五气，以生喜怒悲忧恐。"七情太过可使脏气失调，而书法则可以调整情绪。狂喜之时，练习书法可以凝神静气；暴怒之时，练习书法可以抑制肝火；悲伤之时，练习书法可以疏散郁闷；过思之时，练习书法可转移情绪；惊恐之时，练习书法可安神宁志。

书法还体现了形神共养的统一性。"形为神之宅"，形体的养护在于动，动以养形。在练习书法时，必须要有正确的姿势，做到头部端正、两臂齐平、胸张背直、两脚平放在地，这样才能提起全身的力量，使书写时肘和腕运动自如。

这种姿势和气功动作很相似，可使全身肌肉处于舒适状态，不但调节了手臂的肌肉和神经，而且使指、臂、肩、背、腰、腿部也得到了运动。

因此许多擅长书法的老人写完大字，犹如打完一套太极拳或练罢一套五禽戏，起到了健身的作用。

画

同样的道理，绘画也是中国的传统艺术，也是一种养生方法，被称为"在纸上进行的太极拳"。

千百年来，无数书画艺术家的健康长寿，证明了书画确实可以延年益寿。

近代著名画家齐白石、刘海粟及书法家苏局仙等，大多是九十岁以上的高龄者，还有不少百岁老人也是擅长书画者。

绘画者在绘画的过程中会端正姿势、调整呼吸、内视自己、控制感觉，把意识集中于一点，进入万念皆空的艺术创作境界。现代医学认为，人处在这样的境界中，大脑皮层趋于稳定，能量消耗减少，血液中的乳酸盐降低，心平气和，头脑清醒，是一种很好的养性行为。

同时，绘画人大多喜欢游览名山大川、观赏花草虫鱼、领略田园风光，这不但能增加创作灵感，而且可以强化呼吸、陶冶情操、调节气血循环，舒筋活络、增强新陈代谢功能。

对于老年人来说，在画画时脑、眼、手并用，由大脑来控制各个部位协调工作，有助于预防老年痴呆。

同时，观画也是一种很好的养生之道。观画除了能开阔眼界、调节情绪、减少烦躁外，色彩的刺激也会增强大脑的活跃度，当然这也要因人而异，有些老年人对过于鲜艳的颜色会不适应，可以看一些色彩淡雅的山水画。

中国画史中记载了很多以画怡情，从而强身健体、祛除疾病的例子。

隋炀帝杨广即位时，"身体虚弱，喉下舌燥。"太医看后，没有给他开药方，而是精心制作了两幅画，一幅为"梅熟时节满园春"，另一幅为"京都无处不染雪"。"梅"画使人一望生津，"雪"画意境清凉，使人望而除燥。隋炀帝看后，顿觉喉舌酸而甜润，燥疾祛除。

琴为逸，棋为静，书为雅，画为神，琴棋书画体现了养生的文化境界。古今中外很多长寿名家，都很擅长琴棋书画养生。

宋美龄长寿的原因有很多，书法和绘画也是不得不提的一个养生之道。

在和蒋介石结婚之后，宋美龄曾一度把自己的生活乐趣集中在了政治舞台上，但随着蒋介石在中国大陆的节节败退，宋美龄在政治舞台上也失去了往日的风采。1975年蒋介石病逝之后，宋美龄的政治活动范围更加狭小。在这样的情况下，为了更好地保持健朗的身体与平和的心态，就要寻找一种适合自己的养生疗法，这就是宋美龄所钟爱的绘画和书法艺术。

在美国定居期间，宋美龄也一直坚持练习书法和绘画的习惯，即使后来腿脚不便，只能幽居在纽约曼哈顿那幢高层楼房内的狭小空间里时，她也没有放弃自己的习惯。在她将近100岁的时候，握笔的手都有些不听使唤，但她仍然坚持用毛笔写大楷。

宋美龄已经把绘画，当成了让她心态平和、精神愉悦和充实的最佳方式。

现在，人们可以看到她晚年的书法字迹，虽然有些稚拙，但这些饱经沧桑的毛笔字，正是宋美龄坚持以书画陶冶情操、强身健体的证明。

宋美龄曾向朋友透露："不断绘画，就是我的养生之道，因为我希望每一天都能过得充实，我不希望自己生活在寂寞里，正是因为每天有事情做，这才填满了我的生活。"

没有任何思想负担，毫无功利性的绘画，肯定会让绘画者的心理得到平静和淡然，这也许就是宋美龄退出政坛后潜心书画的重要动力之一。

她说："和绘画结缘，是上帝对我的恩典。我的绘画技巧不是很好，特别是对山水画我并不是很擅长，可是，越是这样我越是想练习，每一天的练习都会对我的精神起到振奋的作用，因为画画可以让我忘记许多人间的烦闷。绘画也不会让我大伤脑筋，它只能让我的情绪变得更好，更加欣喜和快乐。即便是生活中有了什么不快的事，我有了对绘画的追求，也会让我坦然面对世间的一切。久而久之，绘画就形成了我个性修养的一部分，它会让我的心态更好。"

　　将养生赋予精神上的特质，并非是没有道理的。中国的琴棋书画中含有生命的律动和心气的调养，当你真正走进这些艺术，才会体验到那份身心灵的滋养和快乐。

　　在如今 KTV、夜总会、电子游戏等现代娱乐休闲充斥着我们生活的时代，如果能在琴棋书画中陶冶情操，磨练心智，那将是一种高雅与美的艺术享受！

边玩乐边养生，你期待吗?

以自然之道，养自然之身；以喜悦之身，养喜悦之神。

——养生俗语

英国哲学家罗素在《如何度过晚年》一文中写道："一个人如果对自己身外的事物有浓厚的兴趣并从事适当的运动，那么他的晚年生活就可能过得很好。"

由此可见，情趣对养生来说也是很重要的。它不仅可以促进一个人的生活品味，丰富生活的内容，激发我们对生活的兴趣，还能协调、平衡神经系统的活动，使神经系统更好地调节全身各个系统、器官的生理活动，可以延缓衰老，预防老年痴呆。

很多长寿者都有自己的兴趣和爱好，他们通过兴趣爱好不仅得到了精神上的愉悦，还调节了内脏功能，促进了新陈代谢，给长寿奠定了良好的基础。

所以，我们应该尽量把生活安排得丰富多彩些，多参加各类有益身心健康的活动，让生活情趣也成为养生的一部分。

第一，园艺养生。

园艺养生，就是通过栽花、种草、种菜或培植果树来达到陶冶情操、修身养性和预防、治疗疾病的目的。

在美国有一家医院，专门为一些慢性病人开辟了一片空地，让他们从事花草和蔬菜的种植活动。

澳大利亚的一家疗养院，也根据患者的不同症状，让他们分别在田野里进行拔草、剪枝、施肥、松土、浇灌等体力劳动，结果这些病人都康复得很快。

日本也有一家疗养院，将心理治疗和心理调节融为一体，让病人在轻音乐声中吃药，从事拔草、捉虫、浇灌、授粉等园艺活动。

由此可见，园艺养生是有科学道理的。许多花草树木都能吸收空气中的有毒气体，排出氧气。现代的科学研究表明，花草树木地带的负离子含量是一般场所的四五倍或更多，负离子对人体健康非常有益，被称为"天然的保健医生"。

在从事园艺活动时，绿色的环境有助于带来情绪的安稳和精神的安慰。当一些慢性病患者置身于绿色之中亲手种植花草、浇水、施肥、松土时，不仅使他们的全身肌肉和骨骼得到活动，血液循环更为流畅，而且还有利于他们排除寂寞或沮丧的情绪。即使是身体健康者，经常从事园艺活动，对健康也大有裨益。

合理利用植物的多种颜色进行治疗，也是园艺养生的一项内容。实验证明，浅蓝色的花朵对发高烧的病人具有良好的镇静作用；紫色的鲜花可使孕妇心情恬静；红色的鲜花能增加病人的食欲；绿色的花叶能松弛神经，增强听觉和思维活动的灵敏。此外，花的香味也是一种无形的药物，可以治疗多种疾病。

而且当一个病人看到自己亲手种植的花草树木蓬勃地成长起来时，也会增强他战胜疾病、创造美好生活的勇气。

由此可见，园艺养生是协助病人减轻病痛、抚慰情绪的有效方式。

法国历史上曾有位名叫安理和的总统，他在工作之余，特别喜欢从事园艺活动，正是如此，当他年逾古稀时，身体依然很硬朗。他的健康长寿与园艺生活有着必然的关系。

第二，旅游养生。

旅游是人们与大自然接触，并从中感受其丰富内涵的一种娱乐健身活动。人们在旅游过程中，通过游山玩水、探险猎奇等活动，不仅满足了好奇心，还增长了知识和智慧，而且促进了身心健康，益智健脑。

利用旅游活动来调节心态、解郁强身，就能起到养生的作用。早在两千多年前，孔子就提出了旅游的作用，他认为旅游一方面可以畅神悦情，即"浴乎沂，风乎舞雩，咏而归"。另一方面则可以从自然风光中领略体味其中的"仁""智"等品性，即"仁者乐山，智者乐水"，"岁寒然后知松柏之后凋也。"

旅游可以让人远离城市的喧嚣，呼吸到不一样的新鲜空气，既可预防疾病，保持身体健康，又能对某些疾病起到良好的康复治疗作用；旅游可以怡情养性，扩展思雄，增加见闻；旅游可以满足人高层次的精神需求；旅游有助于减肥，增强体质……

旅游养生根据中医理论为指导，以阴阳五行原理，分为动游、静游、喜游、怒游、思游、悲游、险游等类别。

动游是指活动量较大的旅游，比如登山涉水、长途旅行、探险揽胜等，这种旅游能量消耗较大，适合于青壮年人和体力较好者。

静游是指活动量较小的旅游，比如欣赏园林风光、泛舟湖泊、赏灯观月等。静游对机体能量消耗较小，适合中老年人和体质虚弱者。

喜游是指能诱发人们欢乐情绪的旅游，五行属火。比如过去农民逛京城、正月十五观花灯等旅游活动都属于喜游，多适用于情绪过度悲伤者和忧郁症患者。

怒游是指能够导致人们产生愤怒情绪的旅游，五行属木。比如中国人游览杭州的岳飞坟、北京的卢沟桥、圆明园等时往往能勾起愤怒的情绪。怒游适合于思虑过度者和多疑症患者。

思游，是指能够引起人们思念及思索的旅游活动，五行属土。比如观游赤壁怀古，往往能激起人们思古之幽情；游览洞庭君山则有怀念湘妃之思，故地重游也能令人追思往昔。焦虑症患者宜参加思游。

悲游，是指能够引起悲伤情绪的旅游，五行属金。比如汨罗江之游使人思念屈原而生悲情之情；秋冬之季，进行秋山之旅，也有悲秋之感。悲游，具有制怒平肝作用，宜用于情绪易怒者。

险游，是指能导致人们产生惊恐情绪的旅游活动，五行属水。比如游览巴东的丰都鬼城，探险黄山奇峰险景等。险游能调节情绪过度的兴奋，适用于心火过旺者。

这些不同类别的旅游，能使人的情绪与自然达到某种默契，渐渐达到"天人合一"的境界，对我们的健康养生也能起到一定的作用。

除了以上几种方式，生活中很多的活动都能起到养生的作用，比如种植小盆栽、养一些花鸟虫鱼等。将大自然中的各种灵秀生态带进生活中，在让生活更加丰富多彩的同时起到一定的养生作用，让我们在美好的生活中，享受生命的健康！

别让坏习惯毁掉你的健康

> 以欲竭其精，以耗散其真，不知持满，不时御神，务快其心，逆于生乐，起居无节，半百而衰。
>
> ——《素问 · 上古天真论》

这个社会中有很多的不良习惯和诱惑，有些甚至是你司空见惯的事情，其实都在对你的身体和心灵进行着很大的伤害。有时候，毁掉你健康的不是别人，正是自己的一些坏习惯。

第一，全世界最不好的习惯是吸烟。

吸烟虽然在社交中起着一定的社会功能，但对身体健康的危害是极大的，容易诱发多种疾病，同时还会污染空气，危害他人。

吸烟容易导致肺部疾病。香烟燃烧时释放 38 种有毒化学物质，易引起气管炎、肺气肿、肺心病、肺癌等。

吸烟容易造成心血管疾病。香烟中的一氧化碳使血液中的氧气含量减少，造成相关的高血压等疾病。吸烟使冠状动脉血管收缩，使供血量减少或阻塞，造成心肌梗塞。

吸烟致癌。研究发现，吸烟是产生自由基最快最多的方式，每吸一口烟至少会产生 10 万个自由基，从而导致癌症和许多慢性病。

吸烟可引起胃酸分泌增加，并能抑制胰腺分泌碳酸氢钠，致使十二指肠酸负荷增加，诱发溃疡。

吸烟会使女性月经紊乱、受孕困难、宫外孕、雌激素低下、骨质疏松以及更年期提前。孕妇吸烟易引起自发性流产、胎儿发育迟缓和新生儿低体重。

吸烟还可造成男性睾丸功能的损伤、男子性功能减退和性功能障碍，导致男性不育症。

吸烟会影响人的智力、记忆力，从而降低工作和学习的效率。

吸烟不仅害己，还会伤害别人。被动吸烟的人受到的危害是吸烟人的五倍。据国际性的抽样调查证实，吸烟致癌患者中的 50% 是被动吸烟者。大量流行病学调查表明，丈夫吸烟的妻子的肺癌患病率为丈夫不吸烟的 1.6 ~ 3.4 倍。孕妇被动吸烟可影响胎儿的正常生长发育。

所以，有人说全世界最不好的习惯就是吸烟，是完全有道理的。

有的人认为"饭后一支烟，赛过活神仙"，所以每天不抽一支烟就觉得少了点什么；有的人是出于好奇去体验吸烟的滋味，然后彻底戒不掉；有的人是想模仿很多伟人的吸烟行为……总之，随着成人或者同伴的影响，以及被吸烟那种潇洒自如、悠然自得的感觉欺骗，越来越多的年轻人进入了吸烟的行列。

为了自己，也为了家人和身边人的健康和长寿，请一定不要沾染烟瘾，已经有吸烟习惯的人，也要认识到其危害，控制自己慢慢地戒烟。

第二，过度饮酒是一种不健康的生活方式。

《本草纲目》说："酒少饮则和血引气，痛饮则伤神耗血。"

从医学的角度来看，少量饮酒对身体是有帮助的，可以促进血液循环，加快新陈代谢，扩张血管。

但如果饮酒过量的话，则是一种很不健康的生活方式，会导致很多疾病。

《善生经》曾说，善生，当知饮酒六失：一者失财，二者生病，三者斗讼，四者恶名流布，五者恚怒暴生，六者慧日损。

长期大量饮酒，会对肝脏造成伤害，造成酒精肝、肝炎、肝硬化、脂肪肝等疾病。肝脏不好，身体的解毒能力也会下降，造成免疫力下降，容易感染其他疾病；大量饮酒也会伤胃，可引起胃出血而危及生命；大量饮酒还会伤害心脏、脾脏、胰腺，容易引起高血压、心血管病、中风和胰腺炎；大量饮酒会伤肾，造成前列腺炎，影响性功能；大量饮酒会导致大脑皮质萎缩，有报告显示部分慢性酒瘾者的大脑皮质有萎缩现象，也有部分病人出现智力衰退的迹象。

大量饮酒会对神经系统造成伤害，经常酗酒的人脾气会变得暴躁易怒，判断力下降，易与人发生冲突，对外界刺激敏感，影响家庭和谐，甚至产生犯罪行为。饮酒虽可暂时麻痹自己，逃避眼前的困境，但长期饮酒可能会导致忧郁症等精神疾病，也易导致营养不良，对身心都造成伤害。

所以，酒精带给你身体的危害远比好处要多得多，少量喝酒是一种社交方式，一种休闲方式，也是解压的良方。每天喝白酒一两，啤酒半斤到一斤，都在安全范围内。每天晚上喝一杯红酒已经被证实对心脏有好处，但一定要注意量的问题，不能贪杯，喝得过多的话，就是在伤害自己的身体了。

第三，不要恣意玩乐。

不管是读书学习，还是对琴棋书画的爱好，亦或是通过其他的娱乐活动都能达到养生益寿的目的，但并不是任何的娱乐活动都是养生。娱乐指的是有益于身心的活动，如果对娱乐活动上瘾，不加节制的话，就适得其反了。

《素问·上古天真论》说："以欲竭其精，以耗散其真，不知持满，不时御神，务快其心，逆于生乐，食饮无节，起居无常，半百而衰。"

当你毫无节制地玩乐时，由于精神作用的支撑，往往会感觉不到疲倦，实际上心神内耗，元气大伤而不自知，久而久之就会积劳成疾，这在养生学上称为"逆乐"。

现在有的人热衷于玩乐，甚至把玩乐凌驾于工作、学习、健康、生命之上，比如在麻将桌上通宵达旦，头昏脑涨仍然乐此不疲；在夜店跳舞场中跳得精疲力竭，仍然不肯回家；桌球战场，全身紧张，只想胜过对方……这样的玩法不仅不会起到锻炼的作用，反而会对身体产生很大的伤害。

所以，娱乐益人，贵在适度。只有那些有益于身心的娱乐才能起到娱乐的作用，那些对人身心有害的恣意玩乐，其实是一种"愚乐"，为养生之大忌。

第四，远离赌博，珍爱生命。

很多人认为赌博是"正当的娱乐活动"，是"个人自由的行为"，但这种观念的直接后果是让人在赌博的歧途上走向深渊。

不仅如此，从医学角度看，赌博严重影响着人们的身心健康，很容易引起一些疾病。

赌博的地点，多在一些阴暗潮湿的房间和角落，由于不敢开窗通风，再加上很多赌博者吸烟的习惯，使得环境恶劣，新鲜空气少，容易引起头晕、呕吐、胸闷、气短、心跳等现象。在传染病流行期间，还容易发生呼吸道传染病，如流感、白喉、肺结核、脑膜炎、甲型肝炎等。

很多人一赌博往往昼夜不分，使自己得不到正常的休息，精力大量消耗，赢钱大喜，输钱大悲，情绪起伏大，心理失去平衡，容易引起神经衰弱、高血压、胃及十二指肠溃疡、神经官能症等疾病，老年人及有冠心病者赌博，还容易诱发心绞痛及心肌梗塞。

赌博者长期坐着，会导致血液循环不畅通，坐骨神经受到压挤，容易发生下肢静脉曲张、膝关节炎和坐骨神经痛等疾病。

赌博易成瘾，有的人赌起来可以不吃不喝，赌完之后暴饮暴食，很容易引起慢性胃肠炎、消化不良等疾病，影响身体健康。

这个社会的诱惑有很多，儒家养生学说认为，贪图物质享受只会给自己带来损害，并认为那些追求物质享受的人，没有保养身体，反而出卖了生命。

《荀子·正名》中说："故向万物之美而盛忧，兼万物之利而盛害……夫是之谓以己为物役矣。"

在现代社会，科技的进步使得人们在享受物质文明与便捷的同时，也付出了相当大的代价，在健康方面出现了严重的危机。例如上下楼乘坐电梯，出门以车代步，工作节奏忙乱，致使作息混乱，昼夜颠倒，养成吸烟、酗酒，甚至赌博的坏习惯，久而久之，不仅损害身体健康，生活的质量也急剧下降。

在这样的情况下，儒家认为只有在"礼"的控制和制约下，才不至于让自己被物所役。同时，道家也提倡"少私寡欲""恬淡自乐"的养生观，认为唯有这样，才能保持身心健康。

老子认为，"五色令人色盲，五音令人耳聋，五味令人口爽，驰骋政猎，令人心发狂，难得之货，令人行妨。"

当然，适度的五音、五色、五味等物质享受并不会对身体带来危害，但如果过分追求色彩的享受，视觉器官必然会受到刺激，导致视力衰退；整日追求美酒佳肴也会起到负面作用；过分纵情于骑马打猎，也会心神不宁；刻意追求稀世珍宝，可能会使得行为败伤。

因此，道家认为骄奢淫逸，放纵肉欲，都将严重地损害健康，只有恬淡自乐才是健康长寿之本。

我们来看一看《黄帝内经》记载的小故事：

从前的黄帝，生来十分聪明，很小的时候就善于言谈，幼年时对周围事物领会得很快，长大之后既敦厚又勤勉，及至成年之时，登上了天子之位。

他向岐伯问道：我听说上古时候的人，年龄都能超过百岁，动作不显衰老；现在的人，年龄刚至半百，而动作就都衰弱无力了，这是由于时代不同所造成的呢，还是因为今天的人们不会养生所造成的呢？

岐伯回答说：上古时代的人，那些懂得养生之道的，能够取法于天地阴阳自然变化之理而加以适应、调和养生的方法，使之达到正确的标准。饮食有所节制，作息有一定规律，既不妄事操劳，又避免过度的房事，所以能够形神俱旺，协调统一，活到天赋的自然年龄，超过百岁才离开人世。

现在的人就不是这样了，把酒当水浆，滥饮无度，使反常的生活成为习惯，醉酒行房，因恣情纵欲而使阴精竭绝，因满足嗜好而使真气耗散，不知谨慎地保持精气的充满，不善于统驭精神，而专求心志的一时之快，违逆人生乐趣，起居作息，毫无规律，所以到半百之年就衰老了。

古代深懂养生之道的人在教导普通人的时候，总要讲到对虚邪贼风等致病因素应及时避开，心情要清静安闲，排除杂念妄想，以使真气顺畅，精神守持于内，这样疾病就无从发生。因此，人们就可以心志安闲，少有欲望，情绪安定而没有焦虑，形体劳作而不使疲倦，真气因而调顺，各人都能随其所欲而满足自己的愿望。

人们无论吃什么食物都觉得甘美，随便穿什么衣服也都感到满意，大家喜爱自己的风俗习尚，愉快地生活，社会地位无论高低，都不相倾慕，所以这些人称得上朴实无华。

因而任何不正当的嗜欲都不会引起他们注目，任何淫乱邪僻的事物也都不能惑乱他们的心志。无论愚笨的、聪明的、能力大的还是能力小的，都不因外界事物的变化而动心焦虑，所以符合养生之道。

他们之所以能够年龄超过百岁而动作不显得衰老，正是由于领会和掌握了修身养性的方法，而身体不被内外邪气干扰危害所致。

从岐伯的话中不难看出度百岁而动作不衰的奥秘。我们要从生活习惯上重视养生的作用，在精神上树立信仰，不产生邪念和过分的欲望，做到抵制诱惑、安定情绪，饮食起居有规律，加强自我控制能力，不沾染各种不良习惯，只有如此，才能保证身心灵的健康。

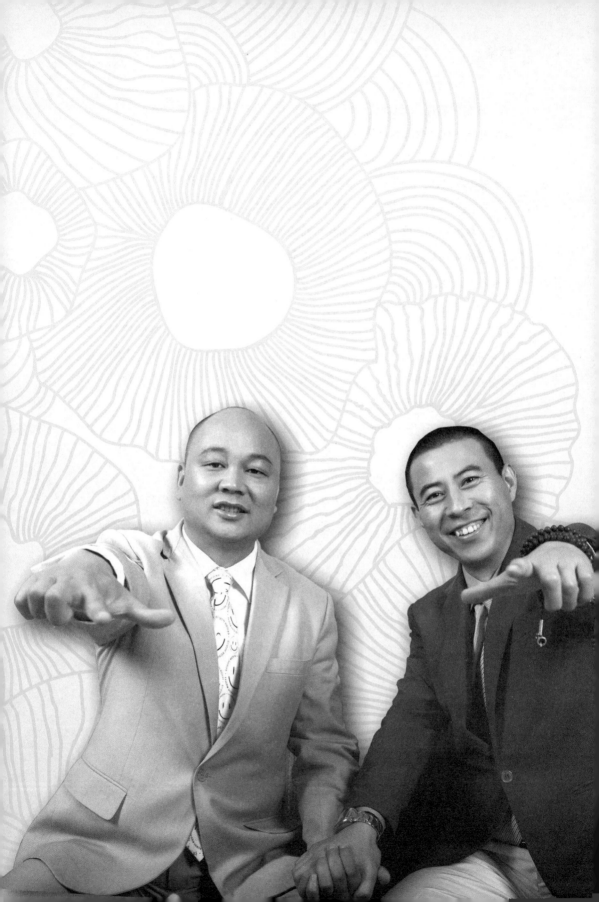

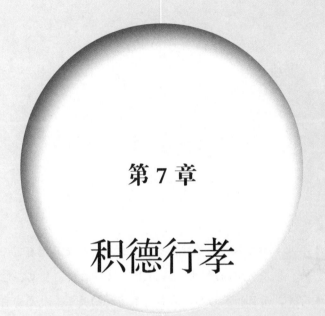

第 7 章

积德行孝

长寿的另一个秘密

导　读

大凡长寿之人，除了健身有法，更主要的是养德有道。

一个人的健康长寿与否不仅和饮食、作息、运动、环境等因素有关，而且和人的品德修养有着密切的关系。德高寿自长，有了良好的品德就会有向上的信念和乐观的心态，不仅可以战胜艰难困苦，还能抵御疾病的侵袭。

很多人心难静、气难顺、神难凝都与他内心的道德有关系。

有的人置父母的养育之恩于不顾，不懂得行孝道，总是和父母吵架，结果在伤害父母健康的同时，也伤害了自己。

有的人为了追逐名利，满足自己的欲望，不惜做出一些违背道德的事情，最后让自己提心吊胆，寝食难安，最终伤身害体。

只有祛除内心的私欲杂念和名利枷锁，才能使自己不被这些折磨，才能健康快乐地生活。

养生务必养德，这是长寿的另一个秘密。

孝顺父母 也是 养生

父母之年，不可不知也，一则以喜，一则以惧。

——《论语·里仁第四》

"孝"字的含义是什么？我们先来看一下这个字，是"老"字省去右下角的"匕"，和"子"字组合而成的一个字。所以，"孝"就是要把老人脚下踩的刀子换成儿子，脚下没有了刀，老人的日子就会好过，自然就能长寿。

可见，古代文字的意义是很深远的。孝道，就是子女对父母的一种善行，是中华民族的传统美德，是人伦道德的基石。

不仅如此，善行孝道更是一种养生之道。

为什么这么说呢？我们先来看一看用《孝经》治病的故事：

南朝吴郡有一位著名的医生和养生学家，名叫顾欢，他喜欢钻研道学，便隐居在会稽山的白石村。

有一天，村里有一家人来请他上门看病。

顾欢问前来的仆人："你家主人是怎么生的病？"

仆人答道："我家主人前些天和老母生气，中了邪风，得了胸口闷痛之症。"

顾欢之前对这家主人就有所耳闻，知其恃富凌人，狎妓酗酒，而且对父母不孝，远近闻名。

于是他对这位仆人说："你家主人家中可有《孝经》？"

仆人说有。

顾欢又说："你们家主人的病，不必用药，只需要将《孝经》放在枕边，让他斋戒沐浴，恭敬拜读，早晚三次，如同服药一样，不可马虎，这样坚持一个月，病就会治愈了。"

仆人回到家，向主人报告了顾欢的特殊药方。这个人知道顾欢是当世华佗，医道精明，只得照做。

他每日都按照顾欢的吩咐拜读《孝经》。一个月的时间过去了，他不但病症全无，而且也意识到了自己以前的不孝，变得越来越孝敬父母，不再和父母吵架。

他去拜谢顾欢，顾欢对他说："善祛恶，正胜邪，所以《孝经》也能治病。"

《孝经》治病，其实指的就是用孝心治病。由此可见，孝道也可养生。

正所谓"孝者寿"，中国传统文化中的儒家、佛家、道家养生都把孝道放在一个很重要的位置。

儒家十分重视"以德养生"，在这方面，又十分看重"孝"。孝的含义之一就是要保全身体，因为"身体发肤，受之父母"。

孔子曾说："天之所生，地之所养，无人为大。父母全而生之，子全而归之，可谓孝矣。不亏其体，不辱其身，可谓全矣。故君子顷步而弗敢忘孝也。"

"君子无不敬也，敬身为大。身也者，亲之枝也，敢不敬与？不能敬其身，是伤其亲。伤其亲，是伤其本。"

在他看来，不能爱护自己的身体，就是不孝，因此养生不仅仅是一种个人行为，更是一种孝顺的表现。

当然，除了珍惜自己的身体之外，"孝"更重要的是要帮助父母养老，让老人更加健康长寿，正如他在《论语·里仁第四》所说："父母之年，不可不知也；一则以喜，一则以惧。"

不仅如此，孔子还强调"孝"要建立在"敬"的基础上。

他在《论语·为政》中曾说："今之孝者，是谓能养。至于犬马，皆能有养；不敬，何以别乎？"

所以，在他看来，单纯在物质上满足父母，并不足以为孝，孝更重要的是尊敬父母，让他们得到精神上的慰藉。

佛教，也是十分重视孝道的宗教，其孝道思想，广见于诸经。

例如，《忍辱经》中佛言："善之极，莫大于孝，恶之极，莫大于不孝。"

佛教的《大藏经》有忠孝良方：孝心十分，阴骘全用，恩惠随施，仔细十分，慎言一味，安分随用，戒淫去心，仁义广用，老实一个，好心一片，小心一点，戒赌洗净，信行全用，和气一团，方便不拘多少，好肚肠一条，忍耐一百个，字惜不拘多少。

其把"孝心"放在首位，劝诫众生还要尽孝道，为自己消灾增寿。

大宝积经佛曾劝诫弟子："汝等常应孝养父母。"心地观经佛言："父有慈恩，母有悲恩。"又云："慈父恩高如山，悲母恩深如大海。"又云："于诸世间，何者为最富？何者为最贫？悲母在堂，名为最富，悲母不在，名之为贫。悲母在时名月明，悲母死时名暗夜。是故汝等，勤加修习，孝养父母。"

道家养生有一个很重要的部分就是养"老"，其把孝道融入到养生的过程，倡导"善行以忠孝为先，以纲常为本"，"欲求仙者，要当以忠、孝、和、顺、仁、信为本。"

道教教义的核心宗旨是仙道贵生，崇尚生命高于一切，把生存的重要和生命的质量提升到神仙一般的境界，达到生道合一的目的，就是得道。

但道教在追求"仙道"的同时，也遵循着"孝道"的价值观。

《无上秘要》说："父母之命，不可不从，宜先从之。人道既备，余可投身。违父之教，仙无由成。"

《洞玄安志经》亦说："夫学道之为人也，先孝于所亲，忠于所君，悯于所使，善于所友，信而可复，谏恶扬善，无彼无此，吾我之私，不违外教，能事人道也。"

《太上灵宝净明四规明鉴经》说："道者性所有，固非外而烁；孝悌道之本，固非强而为。得孝悌而推之忠，故积而成行，行备而造日充，是以尚士学道，忠孝以立本也，本立而道日生也。"

这些都明确指出，为道者必须先立功德和善行，按照忠孝仁义的原则来立身处世。

由此可见，中国的传统文化一致强调孝道对养生的重要性。

有人说，家庭不和睦，人就会生病，这就回到我们最初所讲的情绪养生——百病皆生于气。

人的疾病70%来自家庭，人的癌症50%来自家庭。如果子女不孝顺，老人就会生气，老人生气，家庭就会不和谐，这样不仅老人的健康会受到损害，家里其他人的健康都会受到影响。

正如《弟子规》所言："首孝悌"，衡量一个人品性德行的第一准则即为孝。

要想做一个健康幸福长寿的人，首先要孝敬父母，让父母健康幸福长寿。

欧美滋健康国际董事长周大森先生不仅关注禅道养生，更是孝道理念的拥护者和实践者。

跪拜是中国的传统礼节，过去的年代逢年过节以及老人生日，作为子女都要跪拜的。随着时代的发展，越来越多的人把这些传统礼节都丢掉了，但周大森却没有忘记这些最传统的表达孝心的方式，而且一直坚持着这样去做。

每年过年的时候，他都会向父母行跪拜礼。现在虽然父亲已经不在了，但他对母亲的爱和礼节从来没有减少，而且每次回家都会为母亲洗脚。

他认为，百善孝为先，中国传统文化的根本在于"孝"。一个连自己父母都不懂得孝顺和尊敬的人，是很难获得生活上的幸福和事业上的成功的。

在中国，向来就有跪天跪地跪父母之说，所以向父母下跪并无不妥。老天给我们阳光雨露，大地给我们生存的土壤和维持生命的五谷，父母对我们的恩德更是数也数不清，他们给了我们生命，又把我们养大，如此深厚的恩德，再怎么表达谢意也不为过。

或许这也是他能潜心研究中医养生的根源所在，也是他在事业上能够取得如此大的成就的原因所在。

总之，在我们现代养生理念里，不仅要重视儒家、佛家、道家的具体养生之术，更要遵循其所提倡的"孝义"的价值观，让父母"老有所依"、"老有所养"、"老有所乐"，让全家人幸福安康，这才是养生文化的真正内涵！

贰

"积德行善" 寿自长

> 仁人之所以多寿者，外无贪而内清净，心和平而不失中正，则天地之美以养其身。
>
> —— 董仲舒

养心立德，是一个人身心健康十分重要的内在要素。《黄帝内经》强调"恬淡虚无，真气从之，精神内守，病安从来"，明确提出了养身养心应注重精神方面的保养和品德修养。

在中国传统文化中，养生也从来不局限于研究机体本身的运动变化和发展规律，而是与道德品性修养，以及治国安邦之道相结合。

我国历史上很多大思想家都把德行放在养生的重要位置，甚至看成是"养生之根"。

第一，以德养生首先要做到一个"仁"字。

中国儒家学派的创始人、伟大的思想家、教育家孔子，一生勤于治学，自强不息，文绩卓著。他活了七十三岁，在当时来说，称得上是身健寿长。

这与他重视养德立德的思想与行为是分不开的。

孔子一生十分注意道德的修养，他提出"德润身"、"大德必得其寿"、"仁者寿"、"智者寿"、"修以道，修道以仁"的养生主张，这一观点对我国传统养生学的形成和发展有很大的影响。

他认为"仁"是一种修养，是一种善行，是一种品德。

仁德之人乐观大度，心胸开朗，积极向上，没有忧愁，从来不会做损人利己的亏心事，从而使自己处于平衡状态，心中坦坦荡荡，无忧无虑，这对健康长寿是十分有益的，正所谓乐以忘忧。而那些见利忘义的小人，整天计较个人得失，宠辱皆惊，这样必然会耗心伤神，有损于身心健康，与长寿无缘。

儒家所提倡的"仁"的含义非常广泛，包括孝、弟（悌）、忠、恕、礼、知、勇、恭、宽、信、敏、惠等内容。

在儒家思想的影响下，我国历代养生学家都提倡养生者应该注重道德修养。

例如，三国时期著名养生家嵇康在《养生论》中就明确提出"修性以保神，安心以全身"的观点，认为"形神相亲，表里俱济"，就能达到健身祛病，延年益寿的目的。

汉代大儒董仲舒在《春秋繁露》中说："故仁人之所以多寿者，外无贪而清净，心和平而不失中正，取天地之美以养其身，是且多治。"

东晋著名养生家葛洪指出："若德行不修，但多方术，皆不得长生也。"唐代"药王"孙思邈说："德行不克，纵服玉液金丹未能长寿。""夫养性者，欲所习以成性，性自为善……性既自善，内外百病皆不悉生。"

明代医学家孙志供认为："德为福寿之本，祸乱灾害亦无由作，此养生之大径也。"

明代的吕叔简说："养德尤养生之第一要也。"他还提出"无价之药，不名之医，取诸身而已"，意思是说最好的药物，最好的医生是自身的道德修养。

这些正是反映儒家"仁者寿"的内涵，从而告诉我们：要想达到健康长寿的目的，必须通过道德修养来约束自己的行为。

孙思邈在他的代表作《千金要方》一书中提出了"少思、少念、少欲、少事、少语、少笑、少愁、少乐、少喜、少怒、少好、少恶"的养生方法，并明确指出"行此十二少者，养性之都契也"。

这个方法一直流传至今，并被我国养生学家所重视和运用。

第二，以德养生，要做到保持心态的平衡。

这一点很符合儒家所讲的中庸之道。

子曰："中庸之为德也，其至矣乎！民鲜能久矣。"

孔子认为"中庸"是一种最完美的品德，它的含义就是要信守其"中"，为人做事当恰如其分，既不能"不足"也不能"过分"。只有这样，在处理天人关系、人际关系时，就不会因处理不当而产生烦恼，也不会喜怒无常，哀乐失控，从而使人与人、人与自然相互统一，和谐发展。这种和谐气氛下的心态平衡，对健康是极其有益的。

董仲舒曾说："能以中和养其身者，其寿极命。"

需要注意的是，中庸之道并不是让我们变得妥协和失去原则，而是告诉我们不管是做人还是做事，都应该学会变通，不拘泥于某一固定形式。

第三，以德养生要掌握大度的原则，不要让自己充满怨恨。

南怀瑾在《如何修正佛法》中曾讲过这样一个小故事：

一天，寒山问拾得："世间谤我、欺我、辱我、笑我、轻我、贱我、骗我，如何处置？"拾得曰："只要忍他、让他、避他、由他、耐他、敬他、不要理他，再过几年，你且看他。"

这个故事向我们阐述了宽恕的含义。

孔子在《论语》中也曾多次讲到"无怨"的问题，他主张"不怨天，不尤人"、"君子坦荡荡，小人常戚戚"、"知者不惑，仁者不忧，勇者不惧"，他认为在基本利益相一致的条件下，对家国，对上下，对父母兄弟，对朋友，以至对不同性别的人和不同修养的人，都应该做到"无怨"。

对此，曾子赞叹说："夫子之道，忠恕而已矣。"他还根据孔子的这一思想总结出一个词语"心广体胖"，这既有道德修养上的意义，也有养生学的意义，它告诉我们：人的胸怀足够宽阔，身体就会安康健壮。

第四，以德养生要学会笑对一切。

在很多佛教寺院里，我们经常会看到笑容可掬的弥勒佛的塑像。在我国民间，弥勒佛又称布袋和尚，布袋是用来盛"气"的，打开口袋，将"气"装进去，就不会生气了。弥勒佛慈和安详，他的表情也会感染到其他人。

俗话说："笑一笑，十年少。"这句话也告诉我们，笑和长寿之间是有一定关系的。

孔子晚年"乐以忘忧，不知老之将至"。可见，笑是身心健康的法宝，能让人忘却忧愁，乐观面对生活。

第五，以德养生要做到淡泊名利。

我们都是凡人，对成功和物质的追求是正常的，关键在于把握一个度，不要反被名利控制自己的人生，也不要为了追逐名利做出违背自己良心的事情。

战国时期的大思想家韩非说："追逐名利失度，必然忧伤失度，酿致灾祸临身，疾病乃至。"

古人云，无欲则刚。淡泊名利不是不求上进，消极对待人生，而是能做到"不以物喜，不以己悲"，用豁达和坦然的心情面对一切。面对权力，不出卖人格，趋炎附势；面对功名，不出卖自尊，一味攫取；面对金钱，不忽视正义，巧取豪夺；面对成功，不舍本逐末，背信弃义。

那些利用不正当途径获取名利的人，虽然得到了物质和权力，但却整日提心吊胆，吃不下饭，睡不着觉，让身心都处于极大的煎熬与恐惧之中，又有什么意义呢？

老子主张"少私念，去贪心"，认为"祸莫大于不知足，咎莫大于欲得"，意思是一个在物质上欲壑难填的人，必然会得陇望蜀，得寸进尺，甚至损人利己，而自己也会终日神不守舍，因心理负担过重而损害健康。

所以，不管在什么样的情况下，都要做到诚信、善良，坚持自己做人的准则，这样才能保持最佳的心理状态，坦然地生活，增强免疫系统的功能，抵抗疾病的入侵。

第六，要与人为善，助人为乐。

佛教养生提倡"诸恶莫作，众善奉行"，当你怀着慈悲之心去做善事，必然会得到好的回报，这也会使你心情愉快，而愉快的心情正是长寿的基础，是养生的良方。

《三命通会》有一个故事：宋代有个人叫尹洙，顶骨凹陷，眼睛无神，牙龈露出，山根塌陷，从面相上看贫贱短命。

后来，他在一个名叫蔡襄的相士劝告下，开始积德行善，周济了很多灾民。

忽然一天晚上，他浑身发抖，之后顶骨凸起，双目有神，牙根掩藏，山根隆起。后来不仅长寿，并且高官厚禄。

明朝也有一个人，他叫袁了凡，碰到一位高人把他一生的情况都详细地推算了出来，之前很多都应验了，而且细节都很准确。

直到有一天，他遇到一位真正得道的禅师，这位禅师教他积德改命的方法。

当他按照禅师所说，努力地改过积德时，命运就发生了转变：本来膝下无子的他生了两个儿子，而且都成了才；科举考试算来只考第三，却考了第一；本来做官只能做到知县，结果却上升到兵部；本来寿命53岁，却活到74岁。

这两个故事虽然带有一定的佛学性，但却告诉我们一个科学的道理：一个人的命运是掌握在自己手上的，当你帮助别人的时候，也正是在帮助自己。

俗话说，善有善报，这并不是唯心主义，而是反映了我们哲学上的"因果关系"，而且也有其科学道理。

医学研究表明，人在做好事后，唾液中免疫蛋白 a 含量大大增加，这是一种抵御传染病的抗体。所以经常做好事的人，心血管疾病和感染性疾病的发病率低，有益于身心健康。

美国耶鲁大学病理学家曾对 7000 多人进行跟踪调查，结果表明，凡与人为善的人其死亡率明显降低。

美国著名心血管专家威廉斯博士从 1958 年开始对 225 名医科大学生进行跟踪观察，25 年后，发现其中有敌视情绪或性格较强的人，死亡率高达 14%，而性格随和的人死亡率仅为 2.5%，心脏病患者中恶人竟是善良人的 5 倍。

正所谓"善为福寿之本"，和谐的人际关系也是健康长寿的保证。

古语言"大德必延其寿"，常行善者品端，品行端者心安，心安则身康，身康则长寿。即所谓：行小善，积大德，获长寿。

德高寿自长的理论已经得到实践证明，据资料显示，大凡长寿者，其 90% 左右的老人都德高望重。

《黄帝内经》也认为那些能"尽终其天年，度百岁乃去"的长寿者，大多因为他们能够"嗜欲不能劳其目，淫邪不能惑其心"，即所谓"德全而不危"。

第七，说到以德养生，不得不提的就是"医德"。

古人曾有言："善医者，必先医其心，然后医其身。"

佛家很鼓励看护和治疗他人的疾病，如《梵网经》说，看护病人所得的福德最大。佛典记载，释迦牟尼佛曾瞻视久病比丘，亲自为他们洗浴除秽，浣濯其衣，清扫住处，并扶卧床上，充分体现了佛家慈悲为怀、珍视生命的观念。

王日休居士的《龙舒增广净土文》也有一篇《劝医者》——"医者当自念云：人身疾苦，与我无异。凡来请召，急去无迟。或止求药，宜即发付。勿问贵贱，勿择贫富，专以救人为心。以结人缘，以积己福，冥冥中自有佑之者。若乘人之急，切意求财，用心不仁，冥冥中自有祸之者。"

不仅如此，王日休居士还讲述了一个关于医生的故事：

他的家乡有一位张彦明医师，不但医术高明，而且医德高尚。凡僧人道士军兵官员，以及贫寒的读书人、穷苦的人家来求医，一概不收钱，甚至有时反以钱米给予周济。若有人来召唤，即使是贫穷下贱的人家，也必是随请随去。有钱的人家以钱求药，医师不问钱多少，必多与药，以让病人早日康复，从来不曾心存病家再拿钱来求药的念头。若病情危重，明知救不过来，也一定多好药以慰其心，却不收钱。张彦明做医生为人治病，口中从来不谈钱，可谓是医界中第一等人。

有一次城中发生火灾，周围的房屋全被烧光了，烈火浓烟中，唯独张彦明家的房屋完好无损。又有一年暴雨成灾，洪流肆虐，也只有他的庄院得以保全。他的儿子读书，后来考取进士；孙有二、三人，个个忠厚诚实，人品出众。可见为善的人家，天道必然会赐福给他作为奖赏。

宋代的《省心录·论医》中也指出："无恒德者，不可以作医。"明代医生罗链著医书授给他的儿子，但有一天，他儿子喝醉了酒为人治病，罗链发怒说："奈何以性命为戏？"随即把他的医书烧掉了，没有再传给他的儿子。

这些都告诉我们医德的重要性。

良好的道德情操和精神状态，的确是心理健康的重要标志。心理健康会使脏腑各器官良性运作，充分发挥其功能，从而增强机体的免疫力和对疾病的抵抗力，促进身体健康。一个缺乏道德修养的人，追逐于名利，汲汲于富贵，必将损气劳神，未老先衰。

所以，对于养生来说，"养身"必不可少，但如果只注重健身，忽视养德，就如同养生之车少了一个轮子，是走不远的。

正如《乐天长寿辞》中说："健康要道，端在正心。喜怒不蒙于胸襟，荣辱不扰乎方寸。纵遇不治之疾，自有回天之功。"积善成德，对生命常怀慈悲之心和感恩之心，终会获得"大德者必有其寿"的人生境界。

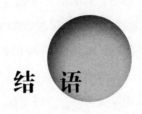

结　语

出版者的话

　　在策划《活到几岁你来定》的出版过程中，我曾多次受到周大森先生的邀请，来到深圳市欧美滋投资有限公司进行参观学习，体验企业感恩年会，感受这里的企业文化和人文内涵。

　　在这里，我了解了周大森先生和刘品秀先生的人生经历、创业故事、优秀品格，以及他们与中华传统养生文化的渊源，也懂得了很多贯穿在衣食住行等最简单最普通的生活中的养生之道，还看到了支撑一个企业从零起步到稳步发展，直至走向辉煌的经营理念、精神品格，以及伟大目标。

　　法国欧美滋国际集团专注美胸品牌60年，是著名的比威尔医学博士于1956年创办，至今已发展成国际美容美体及健康理疗界的领航者。

　　2005年6月，周大森老师将欧美滋引进中国，并在魅力的深圳成立"欧美滋·中国"。结合五千年的中医养生文化，"欧美滋·中国"经过九年的稳步发展，已经在国内服务过上千家加盟店，其推出的"健康美胸"品牌赢得业界的高度评价。

渴望成就梦想，销售专家就是市场赢家；只与有梦想者合作，打造中国人的世界品牌；拯救百万女性乳腺健康，引领中华养生走向世界。这是欧美滋的格言，也是它们的经营理念。

本着这样的经营理念，欧美滋在2009年推出"禅道养生"品牌，于2012年推出"私密花园"品牌，并与北京大学合作成立中华养生研究与应用课题组，与全国美容直营连锁前三强企业——南京"金陵超妍"强强合作，提供团队创业机会，打造美业新标准！

在与欧美滋这个团队成员交流的过程中，我发现在这个企业中，很多人身上都具有一种特质，那是一种向上的能量，一种坚定的信念，一种任凭挫折困苦也决不放弃的笃定和从容，一种就算失败也始终坚信自己会重生的勇气和精神。

这种能量让他们充满热情和斗志，这种信念让他们时刻谨记自己的目标与使命，这种笃定让他们愿意付出毕生的时间和精力去做一件事情，这种从容让他们把他人的健康和生命看得比自己的还要重要，这种勇气让他们愿意把自己归零，不断充电，学习中华养生的文化和精髓，这种精神让他们更加富有崇高的爱与责任。

"我们是善良的人，因为我帮助需要帮助的人。

我们是正直的人，因为我讨厌颠倒黑白的人。

我们是忠孝的人，因为我父母企业以我为荣。

我们是感恩的人，因为我感恩生命中所有人。

我们是豁达的人，因为我经常包容自私的人。

我们是坚强的人，因为我面对挫折依然顽强。

我们是勤奋的人，因为我明白付出才有回报。

我们是阳光的人，因为我坚信生命充满渴望。

我们是卓越的人，因为我为欧美滋铸造传奇！"

这是欧美滋健康国际提倡的九项品格，是他们每天早会都要大声念出来，并让自己时刻谨记的事情，也是最让我感动和佩服的一点。

少时希望健康成长，青壮年时希望活力强盛，老来希望长寿不衰，这是全人类本能的生命诉求。而现今世界上人口平均寿命最长的国家尚不能逾80岁，可见养生已成为全人类面临的一大课题。

周大森先生、刘品秀先生，以及他们所共同经营的企业中所有的人，无不是在传承着五千年东方文明，把中华养生之道发扬光大。

周大森一直倡导并热爱健康产业，他总是走在最前面，带领着大家不断关注人类的健康。刘品秀一直潜心钻研中医养生文化和传统国学，在继承传统医学的基础上，将中西养生文化进行创新，创立禅道养生学。欧美滋的家人们积极响应，为中国的健康事业也贡献着自己的力量。

他们有一个共同的使命，那就是让一亿人的生命健康起来！

大医精诚，永无止境。能在这份造福人类的健康事业中付出自己的微薄之力，帮助周大森先生和刘品秀先生将他们的养生理念、长寿智慧以书籍的方式传遍中国，我感到很有使命感和成就感。

我相信，当你将这些养生理念和常识运用到日常生活的方方面面，并能坚持去做时，你绝对可以活得更加健康和美好！

韩谨鸽
心灵励志作家

附一：周大森人生目标

1. 两年前我的体重是 189 斤，被亚洲首席潜能激发大师许伯恺老师激励，瘦到 160 斤。现在我的目标是继续控制体重，让自己更加健康。

2. 通过图书及演说的力量，推动更多的人关注疾病预防，关注养生。

3. 未来，我们要把 70% 的医院建设成体检中心，让 70% 进医院的人不再进医院。

4. 2015 年，举办全国养生公益活动——"活到几岁你来定"，并走进社区、走进学校、走进全国 50 个以上的城市，和刘品秀老师义讲 100 场，用欧美滋全部的力量去推广符合中国人的健康养生理念，让"中医治未病"彻底在中国百姓的身上变成现实，让千古流传的中国中医养生智慧彻底落地，让更多人受益。

5. 把"大爱养生堂"开遍中国所有的一、二、三线城市，让所有持有这大爱养生卡的人，无论走到哪个城市，都能享有标准的五星级养生会馆调理服务。

6. "大爱养生堂"的目标：中医讲究药食同源，所以养生堂会提供独具特色的药膳系列，通过饮食调理让人们的身体回归到自然、平衡、健康、活力、激情的状态。

7. 将《活到几岁你来定》这本实用的养生工具书推广给所有中国人，让每一个人人手一册，放在家里，放在床头，可以随时随地关注健康养生；将这本书变成一本孝道书，可以让所有人送给长辈、送给老师、送给领导，让他们的生命更加健康。

8. 将中华养生传播到全世界，打造超越同仁堂的中国中医养生第一品牌，让全世界 70 亿人都可以享受到"大爱养生堂"的服务，让亿万人的生命健康起来，影响这个地球超过五百年。

附二：食物相生相克表

食物相生，是指同食某两种食物会比独食对身体产生更有益的功效，达到 1+1>2 的营养效果。

1. 牛肉 + 土豆——牛肉营养价值高，并有健脾胃的作用。

2. 空心菜 + 尖椒——降血压，止头痛，解毒消肿，防治糖尿病。

3. 病猪腰 + 木耳——对久病体弱，肾虚，腰背痛有很好的辅助治疗作用。

4. 鸡肉 + 菜花——益气壮骨，抗衰老，解毒，提高免疫力，防感冒，防败血病。

5. 猪肉 + 白萝卜——健脾润肤，化痰，顺气，利尿，抗癌，消食，治疗便秘。

6. 大蒜 + 生菜——杀菌消炎，降血压，降血脂，降血糖，防止牙龈出血。

7. 油菜 + 虾仁——提高钙质，补肾壮阳，对腰腿疼有功效。

8. 莴笋 + 木耳——增强食欲，刺激消化，对高血压、高血脂、糖尿病、心脑血管病有防治作用。

9. 花菜 + 西红柿——增强抗毒能力，治疗胃溃疡、便秘、皮肤化脓、牙周炎、高血压、高血脂。

10. 芹菜 + 西红柿——有明显降压作用，健胃消食，对高血压、高血脂适宜。

11. 鸡蛋 + 苦瓜——助骨骼，对牙齿及血管健康、胃气病、眼痛、感冒都有好处。

12. 银耳 + 木耳——补肾，润肺生津，对慢性支气管炎、肺心病有治疗作用。
    虾仁 + 韭黄——富含矿物质及维生素，可治疗夜盲、干眼病，杀菌祛虫，治便秘。

13. 豆腐 + 生菜——高蛋白，低脂肪，低胆固醇，有滋阴补肾、增白、减肥作用。

14. 木耳 + 海带——治疗甲状腺病，降血压，软化血管，通便排毒。

15. 香菇 + 豆腐——清热解毒，补气生津，化痰理气，抗癌，降血脂、血压。

16. 青蒜苗 + 豆腐干——益气利脾胃，杀菌消炎，有生发和抑制癌细胞扩散功效。

17. 青蒜苗 + 莴笋——顺气通经脉，洁齿、明目、清热解毒，防治高血压。

18. 菠菜 + 红萝卜——防止胆固醇在血管上的沉积，防止中风。

19. 鸡蛋 + 韭菜——对补肾、行气止痛、阳痿利尿、肾虚、痔疮、胃急痛有一定疗效。

20. 金针菇 + 豆腐——对癌细胞有明显的抑制作用，治高血压、高血脂、心脑血管硬化、糖尿病。

21. 芝麻 + 海带——能起到美容、抗衰老的作用。

22. 猪肝 + 菠菜——猪肝、菠菜都具有补血的功能，一荤一素，相辅相成，对治疗贫血有奇效。

23. 猪肝 + 苦瓜——补肝养血，有防癌作用。

24. 红酒 + 花生——保障心血管畅通无阻，降低心脏病发病率。

25. 青椒 + 黄鳝——降血糖、尿糖。

26. 土豆 + 豆角——调理消化系统，消除胸膈胀满，可防止急性肠胃炎、呕吐腹泻。

27. 榨菜 + 黄豆芽——可帮助消化，增加食欲，防止血管硬化，降低胆固醇。

28. 鸡蛋 + 菠菜——预防贫血。

29. 苦瓜 + 茄子——是心脑血管病人的理想佳肴。

30. 白菜 + 鱼——营养丰富，含丰富的蛋白质，治疗水肿。

31. 花生 + 芹菜——适合高血压、高血脂、血管硬化患者食用。

32. 猪肉 + 芋头——对保健和防治糖尿病有作用。

33. 地瓜 + 莲子粥——适于大便干燥、习惯性便秘、慢性肝病、抗癌。

34. 白菜 + 虾仁——可解热除燥，高蛋白低脂肪，预防便秘。

35. 羊肉 + 香菜——适于身体虚弱、阳气不足、性冷淡、阳痿。

36. 羊肉 + 枸杞——适用于肾经衰败，腰椎疼痛。

37. 菠菜 + 猪肝——防治老年贫血。

38. 百合 + 鸡蛋——有滋阴润燥、清心安神的功效。

39. 羊肉 + 生姜——可祛外邪，并可治寒腹痛。

40. 甲鱼 + 蜜糖——对心脏病、肠胃病、贫血均有疗效，还能促进生长，预防衰老。

41. 鸭肉 + 山药——清热止咳，补阴之效更强。

42. 鲤鱼 + 米醋——利湿功能倍增。

43. 猪肉 + 大蒜——促进血液循环，尽快消除身体疲劳，增强体质。

44. 鸡肉 + 栗子——造血健脾。

45. 豆腐 + 萝卜——有助于胃肠道的消化吸收。

　　食物相克，是指食物之间（包括各种营养素、化学成分）存在着相互拮抗、制约的关系。若搭配不当，会引起中毒反应。

1. 鸡 蛋 + 糖 精——同食中毒或死亡。

2. 豆 腐 + 蜂 蜜——同食耳聋。

3. 海 带 + 猪 血——同食便秘。

4. 土 豆 + 香 蕉——同食生雀斑。

5. 牛 肉 + 红 糖——同食胀死人。

6. 狗 肉 + 黄 鳝——同食则死。

7. 羊 肉 + 田 螺——同食集食腹胀。

8. 兔 肉 + 芹 菜——同食脱发。

9. 番 茄 + 绿 豆——同食伤元气。

10. 萝卜 + 木耳——同食皮肤发炎。

11. 萝卜 + 橘子——同食易致甲状腺肿大。

12. 韭菜 + 菠菜——同食易引起腹泻。

13. 菠菜 + 豆腐——同食易使人缺钙。

14. 南瓜 + 羊肉——同食会引起黄疸和脚气病。

15. 枣 + 海鲜——同食令人腰腹疼痛。

16. 枣 + 葱——同食令人脏腑不合、头涨。

17. 小米 + 杏——同食易使人呕吐、泄泻。

18. 鹅肉 + 鸭梨——同食伤肝肾。

19. 羊肉 + 蜂蜜——同食伤眼。

20. 黑鱼 + 茄子——同食肚子痛。

21. 甲鱼 + 芥菜——同食中毒。

22. 皮蛋 + 红糖——同食发呕。

23. 人参 + 萝卜——同食积食滞气。

24. 白酒 + 柿子——同食心闷。

25. 螃蟹 + 柿子——同食腹泻。

26. 红薯 + 柿子——同食会得结石。

27. 芋头 + 香蕉——同食腹胀。

28. 花生 + 黄瓜——同食伤害肾脏。

29. 牛肉 + 栗子——同食引起呕吐。

30. 鲤鱼 + 甘草——同食会中毒。

31. 猪肉 + 菱角——肚子疼

32. 牛肉 + 红糖——胀死人

33. 牛肉 + 盐菜——中毒

34. 牛肉 + 鲇鱼——中毒

35. 牛肉 + 田螺——中毒

36. 羊肉 + 西瓜——伤元气

37. 羊肉 + 田螺——腹胀

38. 狗肉 + 绿豆——中毒

39. 狗肉 + 黄鳝——中毒

40. 狗肉 + 葱——中毒

41. 兔肉 + 芹菜——脱发

42. 兔肉 + 人参——中毒

43. 兔肉 + 青姜——中毒

44. 兔肉 + 红萝卜——中毒

45. 鸡肉 + 芹菜——伤元气

46. 鹅肉 + 鸡蛋——伤元气

47. 甲鱼 + 苋菜——中毒

48. 黑鱼 + 茄子——肚子疼

49. 鲤鱼 + 猪肉——中毒

50. 鲤鱼 + 甘草——中毒

51. 鲤鱼 + 辣椒——成痔疾

52. 鲤鱼 + 芹菜——患痢疾

53. 鲤鱼 + 黄瓜——成胎毒

54. 鲑鱼 + 河豚——有生命危险

55. 鲫鱼 + 树豆花——中毒死亡

56. 鳗鱼 + 橘子——中毒

57. 鳟鱼 + 螺肉——中毒

58. 河豚鱼 + 烟灰——中毒死亡

59. 生鲸肉 + 大面——中毒死亡

60. 螃蟹 + 柿子——引起腹泻

61. 螃蟹给癞病人吃——必死

62. 虾类 + 维生素 C——必死 (相当于砒霜)

63. 虾子 + 金瓜——中毒

64. 虾子 + 青枣——中毒

65. 鳖 + 芹菜——剧毒

66. 田螺 + 木耳——中毒

67. 田螺 + 玉米——中毒

68. 蒜头 + 蜂蜜——疳积

69. 洋葱 + 蜂蜜——伤眼睛

附三：现代人亚健康状况及保健常识

欧美滋健康国际禅道养生部部长

刘仕举分享

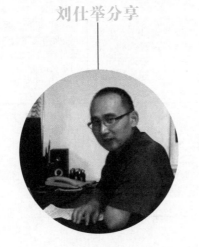

　　最近二十年，我送走了四位亲人，亲眼目睹了亲人们最后时刻对这个世界的留恋与不舍，同时也深切地感受到他们所承受的痛苦。

　　为了让更多的人、更多的家庭免受痛苦，我立志从事养生事业。

　　通过多年的工作实践，我总结出养生其实很简单的经验。

　　首先心要静，其次身要动。

　　心静能生智慧，身动能生阳气，动静相结合，健康属于我！

亚健康状况	病因	解决方案
头痛	中医认为，头痛为经络不通所致，症状相似，但发病的原因不同，故治疗一定要找到原因，进行针对性治疗。	1 感冒发烧引起的头痛点至阴穴，在小脚趾外侧指甲跟赤白肉际。 2 偏头痛：足窍阴，在第四脚趾甲跟外侧边缘，交叉取穴。 3 前额痛：隐白穴，脚大拇指指甲角附近。 4 全头痛：头痛穴，在手的第二掌骨指骨关节下凹陷处，也可点太冲穴。
颈椎病	中医无颈椎病之说，称谓眩晕症，亦称痹症范畴。故经常开车、坐办公室一族易患人群，诸多久病不愈如高血压、慢性咽喉炎等均与颈椎病有关。	1 中渚穴，位于手背部位，小指与无名指掌指关节下二厘米手背凹陷处，用力按压，会有力量脱落的感觉。点按中渚穴，同时转动自己的脖子。也可按摩颈部，切不可硬扳。 2 做颈椎保健操。
胃痛	1 感受风寒、饮酒、吸烟、饮食生冷、饥饱失时。 2 暴饮暴食，服食对胃有刺激性的食物和药品。 3 情绪激动、过度疲劳等。	1 手背第二手掌骨中点，实在找不到就推第二掌骨，推至掌骨中间时，哪里最痛，重点点揉痛点，一分钟左右胃基本止痛；效果不佳时，换另外一只手。此穴被世界卫生组织定位为最有效、无副作用的胃的止痛穴。 2 配穴：足三里、承浆穴，也可灸神阙穴。
痛经	多见于年轻女士，主要原因在于寒湿、瘀滞所致。	1 一定要注意保暖，月经期不能洗头，喝冷饮，吹空调。 2 点揉承浆、推按手第二掌骨基底粗隆、艾灸、神阙、阿是穴（找主要痛区）、子宫穴、曲骨、三阴交等。
便秘	1 排便习惯不佳者。 2 肠道有益菌不足者。 3 久坐不动者。 4 饮水不足者。 5 饮食中缺少粗纤维病因者。 6 过度劳累，精神紧张者。	1 点按足三里、上巨虚、下巨虚、支沟等。 2 用松子仁 20g，研碎，加大米 60g 煮粥。 3 用香蕉皮和桃仁一起煮水泡脚，效果非常明显。
失眠	由于情志、饮食内伤，或病后及年迈、禀赋不足、心虚胆怯等病因，引起心神失养或心神不安，从而导致经常不能获得正常睡眠。	1 按大陵穴、风池、完骨。 2 睡前盘腿跏趺坐，左手搓右脚心，右手搓左脚心，搓至双脚发热。 3 敲打胆经：睡前用陈醋兑水，加热泡脚半小时，均可治疗失眠。

欧美滋健康国际美胸项目部长

王艳锋分享

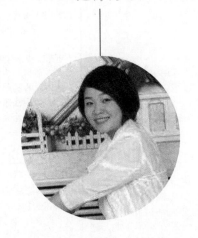

　　欧美滋美胸项目在中国十年以来，一直秉承"先让胸部健康起来，再让胸部自然丰挺饱满"的理念！

　　十年以来，我们帮助中国上千万女性改善了乳腺亚健康问题，幸福了千万家庭！

　　欧美滋美胸会一直以拯救女性乳腺健康的理念继续发展。

女性胸部最常遇见的亚健康状况	病因	解决方案
"太平公主"或"飞机场"	1 发育期激素不足。 2 青春期穿过紧的内衣。	1 多吃一些热量高的食物，如蛋类、瘦肉、花生、核桃、芝麻、豆类、植物油类等。 2 补充一些维生素 B，它存在于粗粮、豆类、牛乳、牛肉等食物中。 3 多做一些胸部按摩，建议找一些科学的按摩手法来学习，不可盲目按摩。 4 多做扩胸运动。 5 欧美滋产品"青春丰盈＋完美营养"10 次一个周期。
副乳	1 压力过大，导致淋巴循环不顺，在胳肢窝两侧产生肿胀情形。 2 内衣穿法不正确，造成对胸部的压迫，也是产生"副乳"的主要因素。	1 勤于胸部按摩。 2 利用哑玲运动。 3 穿着适合自己的内衣或具有矫正效果的调整型内衣。 4 欧美滋产品"丰润修复＋绿玫瑰"。
胸下垂	1 减肥不当、过度节食或者蛋白质、脂肪摄入不足。 2 哺乳。 3 年龄变老导致机能下降。 4 生活习惯不正确，比如经常趴着睡觉，或者用很热的水洗澡。	1 穿对内衣，罩杯角度应明显上扬，并且罩杯深一些，能把丰满的乳房全包容在内。胸罩的底边，要有稳固支持功能。 2 多吃富含蛋白质的食物和优质植物脂肪。 3 依靠按摩，配合专业美胸产品刺激激素分泌，加速吸收有益成分，补充胸部缺乏的营养。 4 欧美滋产品"腺体修复＋完美营养＋魅力挺点或者蓝玫瑰＋紫玫瑰＋红玫瑰"。
胸部太大	1 遗传基因以及生长发育时期的环境、饮食营养等各种因素作用，让胸部过度发育。 2 肥胖。 3 内分泌失调引起的巨乳症。	1 多做针对胸部的运动，例如俯卧撑、哑铃、扩胸运动等。 2 穿对内衣，买大而紧的胸罩，可以包住整个胸部，又有紧缩感，可以把胸压得平一点。 3 欧美滋产品"腺体修复＋红玫瑰"10 次可看到效果。

欧美滋健康国际私密健康专家

唐琴分享

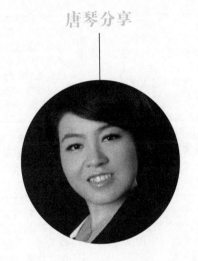

我目前是公司的私密美疗部部长。

2005年，我开始进入健康产业这一领域，在这个过程中，我亲眼看到太多的女性，因为生殖问题，而终生脱离不了妇科疾病的困境，更可怕的是因此而付出生命的代价。在我身边也有很多的女性朋友，因为生殖器官的不断衰老、松弛、干涩，造成了夫妻生活不和谐，家庭的破裂也因此而产生！

为了避免这样的悲剧一次次发生，2010年，欧美滋重磅推出私密花园项目，坚持"功效为主、内外兼修、标本兼治"的原理，倡导以中医文化为基础，修复内环境，提高免疫力的调理方法，从根本上解决私密问题，并且不反弹，从而得到了市场的一致好评。

我相信，只要有欧美滋就不会有宫颈癌、乳腺癌，只要有欧美滋你就拥有健康！

女性私密处最常遇见的亚健康状况	病因	解决方案
阴道炎	1 不洁的性生活。 2 使用公共的浴池、浴具、游泳池。 3 未消毒的医疗器械。 4 脾胃虚弱，运化失常。	1 勤换贴身衣物，不要穿过紧裤子。 2 用苏打水洗外阴。 3 采用理疗的方式提高免疫力。 4 欧美滋"私密修复调理＋净化排毒"，配上"私密家居清新粉嫩＋净透粉嫩"效果更好，标本兼治。
宫寒	1 气血两虚，体质弱。 2 喜饮凉食者。 3 经常受寒，喜吹空调者。 4 流产多，刮宫，剖腹产。	1 多吃补气血的食物黄芪、红枣等。 2 注意身体保暖。 3 欧美滋"私密暖宫滋养＋净化排毒"，30 次一疗程，也可做长期保养。
月经失调	1 气血不足。 2 经常人流，吃避孕药。 3 生活、工作压力大，劳累者。 4 喜冷饮，居住环境阴寒。	1 养成有规律的作息习惯，早睡。 2 多做腹部的经络疏通。 3 欧美滋"私密暖宫滋养＋修复调理＋净化排毒"；没有性生活的用"暖宫滋养＋清新爽身水"。
纳氏囊肿	1 身体寒湿过重。 2 内在的炎症。 3 身体排毒代谢功能差。 4 月经不好的人。 5 常年无性生活者。	1 性生活要和谐。 2 加强体内的代谢排毒。 3 欧美滋"私密暖宫滋养＋修复调理＋净化排毒"，可搭配私密家居"清新粉嫩＋净透粉嫩"，效果更佳。
子宫肌瘤	1 遗传。 2 寒湿淤堵过重。 3 有妇科炎症者。 4 月经有血丝、血块者。	1 疏通臀部，让气血循环加快，起到活血化淤的作用。 2 欧美滋"私密暖宫滋养＋净化排毒"，30 次一疗程。
盆腔积液	1 剖腹产生宝宝的人。 2 有盆腔炎的人。	1 加强疏通和排泄。 2 欧美滋"私密修复调理＋净化排毒＋清新粉嫩"，30 次一疗程，必须搭配家居，效果更好。

欧美滋健康国际总经办办公室主任

翟灿分享

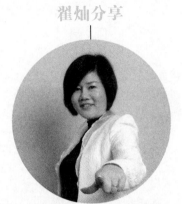

"拯救女性乳腺生殖健康，引领中华养生走向世界"一直以来就是我履行的责任。

我深深地感觉到通过公益课程可以让百万女性获得美丽自信和财富自由，让女人更独立、更健康，这就是我要用这一生去做的事情，而且很有意义。

在美胸诊断这个行业从业10多年，我一直奉行把更专业、更可靠、更先进的技术，带给需要帮助的女性患者，让她们通过学习提前预防，把亚健康控制在萌芽里。

在欧美滋健康国际担任总经办主任这个职务，我也对自己严格要求，注重每一个细节，下达的每一项决定之前，都要再三讨论，召集专家组研究，管控好每一个产品，严抓每一个市场老师的手法和技术，严格把握"品质和服务不可妥协"的信条。

我是翟灿，一个立志要让亿万女性更加健康的人，决定要在全国建立1000家欧美滋"大爱养生堂"，让更多的人接受到欧美滋的品牌和服务。

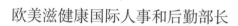

欧美滋健康国际人事和后勤部长

刘晋雪分享

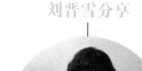

人事和后勤属于公司的后方部队。后勤部门以产品的品质、仪器的质量为主要核心，为公司前线人员备战市场保驾护航。

公司的发展离不开人员的发展。人事部门，更是公司的一个主要核心部门，除了做好人员的充足储备之外，还要做好新人员思想及技术各方面的培训工作。在工作中，必须做好细节的把握，以培养优秀的人员为目标，源源不断地输送人才，为公司的蓬勃发展，也为实现"让亿万人的生命健康起来"的使命贡献自己的力量！

深圳道亿纵横文化传播有限公司总裁

魏昌文分享

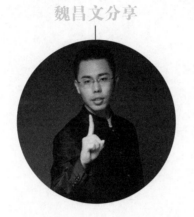

我的人生之所以有这么大的改变，是因为找到了顶尖的教练。

我非常感谢梁凯恩老师一直以来的培养和信任，他教会了我什么叫格局和视野，什么叫贡献和付出；我要特别感谢我生命中的贵人——《活到几岁你来定》的作者周大森和刘品秀老师，如果我是千里马，他们就是我的伯乐，给我机会，给我舞台，让深圳道亿纵横文化传播有限公司有做强做大的基因；我要特别感谢我生命中最重要的另一半，我的两个孩子的妈妈周红艳女士，她是这个世界上最有魅力的女人。

人不是处在正面的能量，就是处在负面的能量。我深深地知道，感恩之心离财富最近，当我越感恩的时候，我就会获得越多的能量。

道亿纵横文化传播项目总经理

郭勇飞分享

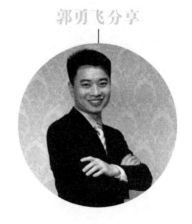

我的目标是在 2018 年 12 月之前成为健康养生演说家，传播养生文化，在全世界各地建立 101 万家养生馆，让一亿人的身体健康起来！

中国的养生文化博大精深，健康养生已经成为一种趋势，在未来也一定会超越移动互联网行业。当我接触到欧美滋健康国际周大森先生、刘品秀老师后，我震撼了，禅道养生可以将"僵冻人"融化、将肝炎转阴、将腔梗顺畅……我更加坚定了自己的信念，要让自己成为健康养生演讲家！

我会带着自己的家人、团队伙伴，一边演讲，传播养生文化；一边旅游世界，走遍全球最值得去的 101 个地方。

我要健康，充满活力地活到 120 岁！

道亿纵横文化传播项目总经理

肖伟分享

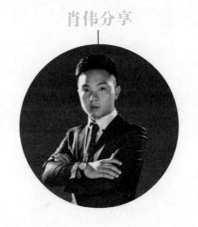

　　我的目标是在 2018 年 10 月建立一个慈善教育基金会，帮助 1000 万留守儿童走出农村、迈向全世界；在 2025 年成为世界新领袖实战导师，培养 1001 位领袖实战演说家，让我们中国人的声音在全世界各地发出；我要传播中华养生文化及传统文化，同时跟随恩师周大森先生，让亿万人的生命健康起来！

　　中国的养生文化全世界一流，我知道，未来能超越移动互联网的产业一定是健康产业，这已经成为未来的趋势。势对了，事就对了。欧美滋健康国际就是运用中国养生的理念让亿万人的生命健康起来，好的理念、好的产品、好的效果才会让欧美滋历经十年市场的考验。我坚信着一股力量——唯有健康才能创造奇迹！

欧美滋健康国际总经理

庄生晓分享

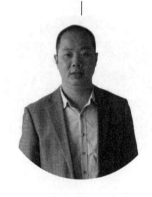

我从事健康美容行业 15 年。

我们的市场需求从早期的皮肤护理到目前的健康管理，从美丽需求提升到健康需求，不仅印证了物质生活的提升，而且更是说明了人们对健康意识、生活品质需求的提升。

欧美滋立志让亿万人的生命健康起来，欧美滋健康国际从"中医治未病"的养生观入手，以生物健康产品、心理咨询引导、团队正能量环境打造等方式，进行养生保健，有效地预防疾病，提升客户的生活理念和生活品质。

面对工业化及盲目追求利润所带来的负面生活环境，欧美滋以及拥有同样健康理念的同仁，要做的事情还有很多，我们一定要坚持信念，诚信经营，努力开发，让亿万人的生命健康起来！